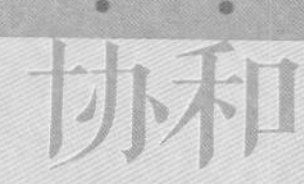
协和

U0391703

# 协和产科医生的
# 高龄二胎手记

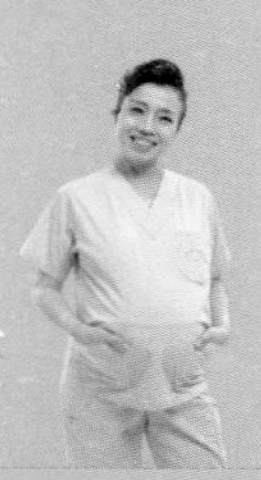

马良坤 著

协助整理：
王　佩　景　丹　沈亚平
余梦婷　赵　红　徐运洁
王麒琰　邱　雨　马　帅

特别鸣谢：
北京万柳美中宜和妇儿医院
北京华府妇儿医院
提供视频拍摄场所

人民卫生出版社

**图书在版编目（CIP）数据**

协和产科医生的高龄二胎手记/马良坤著．—北京：人民卫生出版社，2017

ISBN 978-7-117-25312-3

Ⅰ．①协…　Ⅱ．①马…　Ⅲ．①妊娠期－妇幼保健－基本知识　Ⅳ．①R715.3

中国版本图书馆 CIP 数据核字（2017）第 250855 号

| | | |
|---|---|---|
| **人卫智网** | **www.ipmph.com** | **医学教育、学术、考试、健康，购书智慧智能综合服务平台** |
| **人卫官网** | **www.pmph.com** | **人卫官方资讯发布平台** |

**版权所有，侵权必究！**

协和产科医生的高龄二胎手记

**著　　者：**马良坤
**出版发行：**人民卫生出版社（中继线 010-59780011）
**地　　址：**北京市朝阳区潘家园南里 19 号
**邮　　编：**100021
**E - mail：**pmph @ pmph.com
**购书热线：**010-59787592　010-59787584　010-65264830
**印　　刷：**北京画中画印刷有限公司
**经　　销：**新华书店
**开　　本：**889 × 1194　1/32　　**印张：**8.5
**字　　数：**191 千字
**版　　次：**2017 年 10 月第 1 版　2017 年 10 月第 1 版第 1 次印刷
**标准书号：**ISBN 978-7-117-25312-3/R・25313
**定　　价：**49.80 元
**打击盗版举报电话：010-59787491　E-mail：WQ @ pmph.com**
（凡属印装质量问题请与本社市场营销中心联系退换）

# 扫二维码观看书中视频流程

## 第 1 步

扫描下方二维码下载“约健康”APP

## 第 2 步

注册登录“约健康”

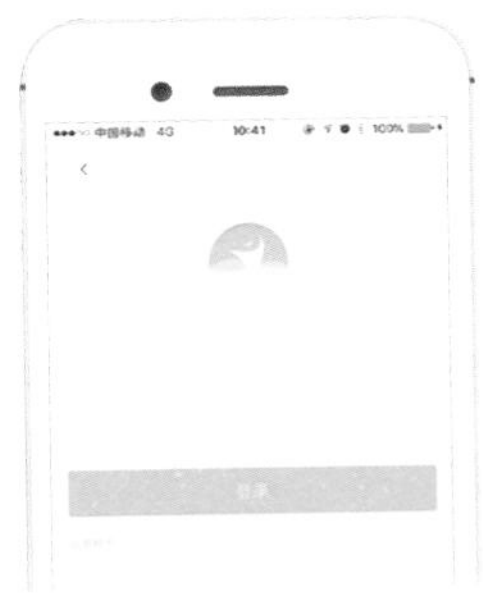

## 第 3 步

点击扫一扫

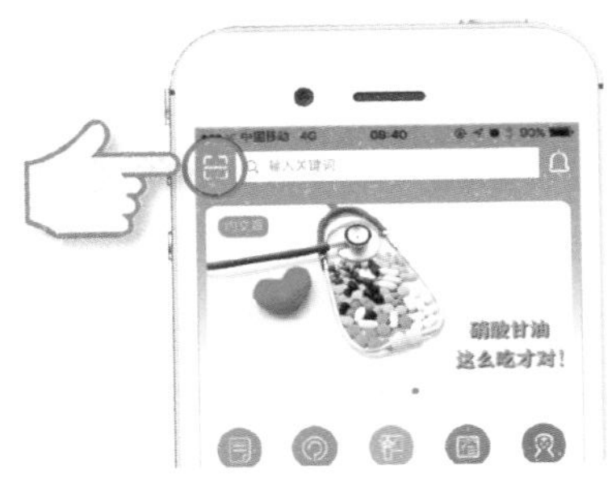


## 第 4 步

扫描每篇篇首二维码，观看视频

# 写给所有准备要二宝，却有各种担心的大龄妈妈的话

二孩政策的放开，有人欢喜有人忧，许多符合条件的70后、80后夫妻，都希望再生一个，可这也意味着要面临重重难关，剖宫产的孕妈妈要提防疤痕妊娠，年龄偏大的怕怀不上、胎儿畸形比例成倍增高等。不管是一孩还是二孩，孕妈妈们必须要全面了解接下来的妊娠过程，和随之而来的风险，坚持定期产检。在重视营养摄取的同时，更要注重营养均衡。保持适度运动自然也不可少，只有这样才能严格控制体重，规避那些随着年龄增长而随时可能找上门的麻烦，迎接一个健康的宝宝。

同时，优秀的孕期教育一定是养育优秀的下一代最根本的基础，只有把妈妈教育好了，妈妈才能给这个家带来正能量，妈妈才能给这个孩子带来榜样的力量。

## 1. 没有第二个礼物比给老大一个弟弟或妹妹更珍贵

我是一位妇产科医生，在北京协和医院做孕产工作20年了，我每天遇到的都是女性各种各样的问题。

关于要不要二胎，不同的家庭有不一样的观点：

正方意见：有的人说给老大生个伴，还有就是想抓住青春的尾巴。

反方意见：害怕自己精力不够，身体素质变差，或者是经济压力，养育孩子的困难等。

对于我来说，是否要二胎并没有困扰我，因为我想不到第二个比给老大一个弟弟或妹妹更珍贵的礼物。我们家老大是个乖孩子，养育老大的过程是非常愉快的。我又借着做医生的经验，做了非常好的二胎准备。在政策来临之前我就做好了所有的准备，包括放松身心、平衡生活，做好孕前检查。还有最重要的是要有一个健康的生活方式，我是特别提倡健康理念的，书中的每个章节都会逐一体现，也重视孕前的健康和老大的思想工作。

## 2. 为了生二胎，我做了这些努力

### 1. 减肥

原来我一直处于超重状态，也没觉得有什么。但是后来我经过两年的努力，变成一个瘦子，肌肉力量增强。为什么呢？因为我主编了《怀孕，你准备好了吗》这本书。这本书于公、于私都对我帮助特别大，通过这本书我知道了该如何吃饭，如何运动，如何去搞好夫妻关系，如何去做好怀孕前所有的准备。跟着书本实践，我每年减 8 斤，两年减了 16 斤。

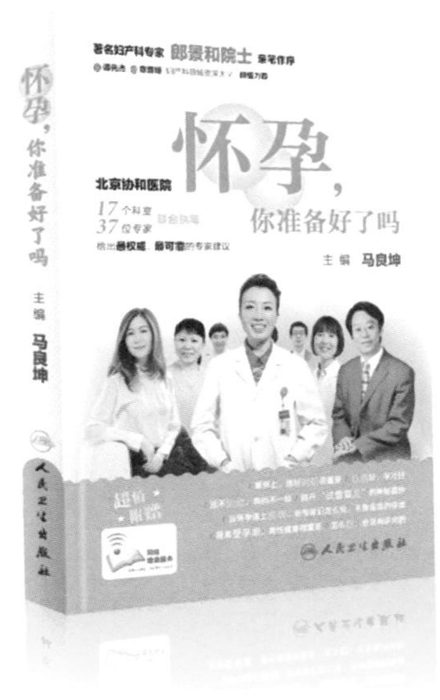

### 2. 让运动和健康饮食成为生活日常

我让运动变成我的生活日常，包括出国倒时差的方法就是锻炼，在医院的健身房工作间歇去做瑜伽，让运动真正地融入我的生活，让健康饮食变成我生活的一部分。

### 3. 做全面的产前检查

因为我是医生，所以我比大家做得更好，我的体检项目是更加全面的。检查里包括了所有的营养指标，我觉得我们现在有这个条件，有检测的技术，有营养评估的手段，我就去做了所有的这些系列的检查。我有非常理想的指标，我准备好了，就等待着我们老二的到来。

### 4. 买了健康保险和寿险

后来我还买了健康保险，我不得不承认我年纪大了，我的孩子可能没有成年的时候我就退休了，我可能会生病，可能会有各种各样的情况，所以我就买了健康险和寿险，我需要为我的老大和老二的生活都做好准备，我认为这非常重要。

## 3. 怀上老二，要让老大明白：父母给她的爱不会少

的确，我很快如我所愿得到了我的老二，于是大家非常顾虑的问题就来了——怎么告诉老大呢？大宝会不会有问题呢？

因为我们家老大的同学们经常会说：“自从我们家有

了老二我就陷入了深渊，我妈妈再也没有抱过我，我从圆心变成了椭圆的一个边，很失落。”

我们告诉老大：“遇到了你，就等于遇到了世界上最好的爱，每一个孩子都是爸爸、妈妈完美无缺、最好的爱，不会因为弟弟妹妹的到来剥夺对你的爱；请我们的宝宝放心，你的爸爸妈妈是非常明智的，是没有问题的。”

## 4. 鼓励想要二胎的高龄妈妈试试看

现在我们家是这样的，晚上我闺女弹钢琴我就练瑜伽，她会帮着我给二宝讲故事，做各种各样的胎教，我感觉非常幸福。大家知道像我这种年纪，在青春的尾巴尖再次感受到胎动是多么幸福的感觉，所以我特别鼓励高龄妈妈试试看，如果是你的天使就会来到，我们去迎接他就好了。

## 5. 作为孕妈：四维、瑜伽、检查、科研……我的孕期生活很精彩

作为孕妇因为好奇，我也去拍了四维，孕期继续去做瑜伽、做运动。同时配合做各种各样的检查，参加我自己的三个科研项目，我是科研项目的负责人，同时也是科研项目的受试者，是非常有意思的一个孕期生活。

作为产科大夫：继续出诊、手术……同时体验了怀孕的过程，对将来工作更有好处。

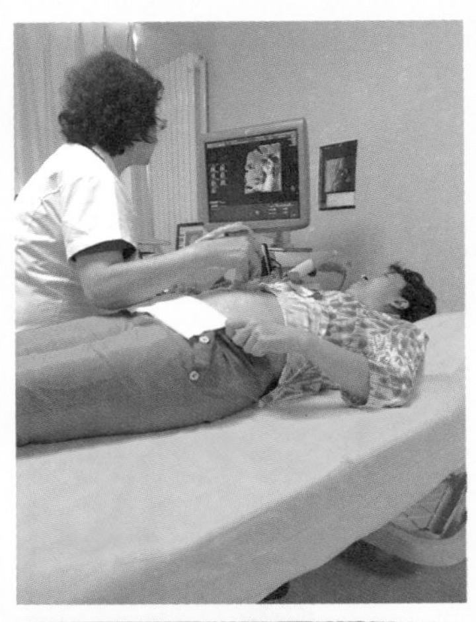

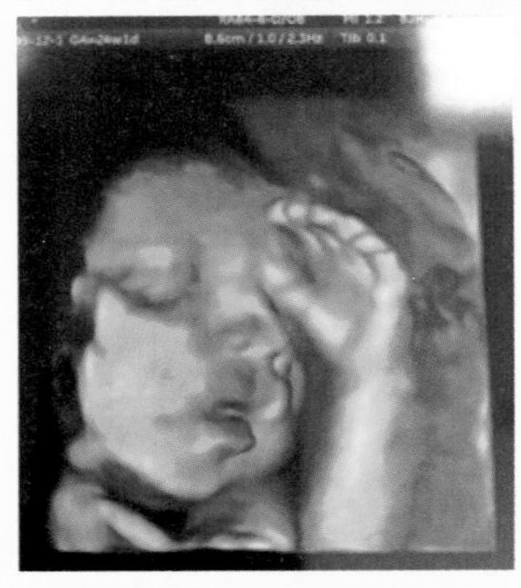

四维超声，好像宝宝在打招呼，你好啊！

作为高龄怀二胎的产科大夫，经常有孕妈妈看完门诊说大夫你保重，我说你也保重，因为我们是同路人——我们都是孕妈。同时做科研、做科普，做所有该做的教育等工作，从怀孕到生产，即便孕早期出现了先兆流产，我依旧坚持出门诊。

所以说怀孕没有那么可怕，你完全可以把它当成你正常生活的一部分，反倒是我现在觉得要“养儿防老”，什么叫“养儿防老呢”？就是你要当一个年轻孩子的妈，你必须不能老，你也不敢老，你必须让自己精力充沛，陪着孩子再次跑闹，再次长大。同时我也在做科普工作，比如我们做模拟产房，做孕期皮肤护理讲座，出版科普书籍。我作为孕妈妈，和其他孕妈妈一起听皮肤科大夫讲怎么做孕期皮肤护理，是非常有意思的角色转换。

## 6. 干劲十足的二胎生活我都干了啥?

### 1. 作为医生发表多篇专业文章，做演讲，办讲座

首先我作为医生发表了多篇专业文章，主持了多项科研课题，获得多种奖项，参加各种大会发言，做了各种各样的孕产科普视频，去做线上的访谈，线下的讲座等，也出了很多科普书。

### 2. 做了系统的人生规划，渴望实现自我价值

大家都说你是不是看了网上好多心灵鸡汤文，然后你才会这个样子，这么奋进？我说我不是喝了鸡汤，我是打了鸡血。因为我去专业机构做了非常好的人生规划，这里也特别跟大家分享一下，人生规划真的会让你向死而生。

我们想想，人一辈子就是四到五个二十年，这是活得好的。活得不好的，可能是三到四个二十年。对于我来说，我 20 岁之前一直在学习，然后在北京协和医院工作了 20 年。现在我 40 多岁了，我想要奉献社会，我要努力把所学向社会去传播，我的生命才会更加有意义。所以我就去专业的机构做了一个非常系统的人生规划，我特别想实现我的价值，让周围的人都幸福，让自己的事业延续得更长，为社会作贡献，并切实体会到那种幸福感。

自从我做完人生规划，便从原来经常跟老公吵架的黄脸婆，变成现在即便高龄挺着肚子依旧每天打着鸡血去上班的人。

### 3. 想要什么样的孩子就要成为什么样的妈妈

“你想要什么样的孩子，你就成为什么样的妈妈。你要你的孩子优秀就成为优秀的妈妈。”我深信这一点。

现实生活中很多女性都是糊里糊涂当上妈妈的，我希望所有的妈妈都做一个身心有准备、有知识储备的合格的职业妈妈。

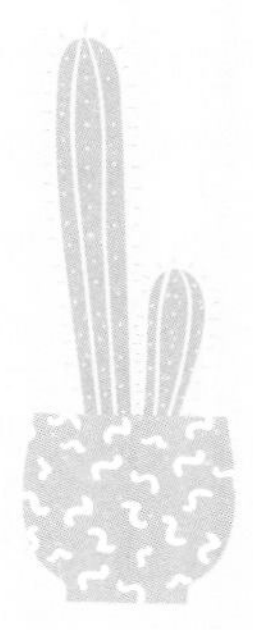

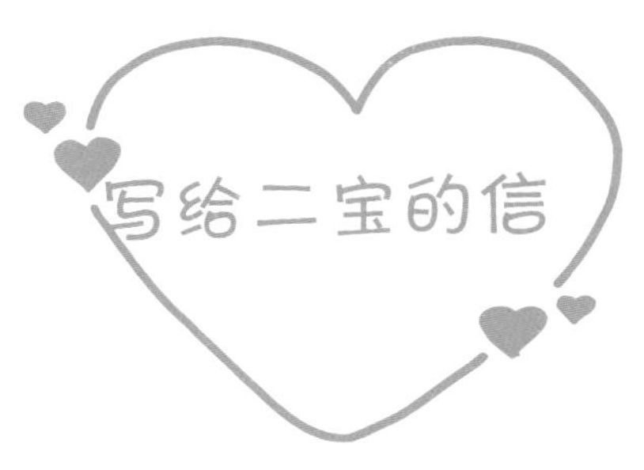


豆豆：

妈妈是在母亲节那天知道你的到来的，现在还记得那份喜悦和惊奇，同时也在回忆最初孕育时刻的所做所为，比如赶国际航班记错时间，倒时差昼夜颠倒，也曾经喝过红酒，虽然略有遗憾，但这一切都没能打消妈妈对你的信心，我要继续努力，为你营造最安全、最健康的港湾。

接下来的孕期生活是极其忙碌和充实的，也充满了刺激和挑战，比如早孕期经历的先兆流产，比如为了决定如何产前诊断进行的家庭会议，咱们娘俩一步一步闯关成功，现在已经离见面的日子屈指可数了，大家都热烈地盼望着你的到来，妈妈也希望你来到这个温暖的人间，来体验，来感受，不断成长，不断进步！

妈妈整个孕期都在坚持记录生活日记，利用我们自己研发的幸运妈咪app，记录体重、饮食、运动、心理，把自己学会的知识应用到生活中，及时采纳各位专业老师的建议，所以很幸运没有发生任何问题，很期待分娩那一刻也能顺利平安。

豆豆，妈妈觉得自己的孕育经验和体会特别需要跟

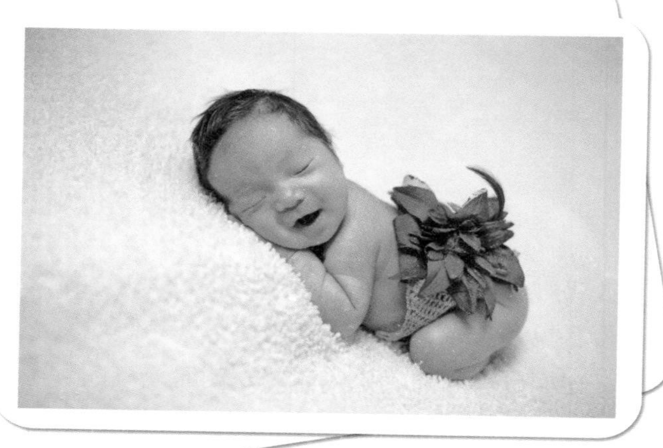

大家分享，让更多人受益，让更多的家庭知道和学习，所以怀孕期间妈妈带着你录制视频（12 周的超声，24 周的糖耐量，36 周胎教和瑜伽孕妇操），参与线上线下的演讲和讲座，继续完成课题，整理一套孕期健康教育课件。妈妈知道这样做很辛苦，宝宝也跟着妈妈一起受苦了，但是我们的努力一定不会白费，我们做的科普公益、健康教育的成果一定会得到回报的。妈妈相信，等豆豆长大了，一定会明白的！

最后，妈妈希望豆豆成为一个幸福的人，成为一个对社会有用的人！

妈妈

2016-12-26

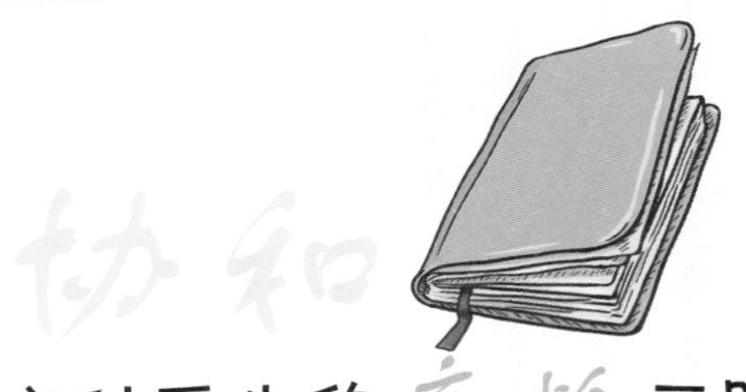

# 协和产科医生的高龄二胎手记

## 目录

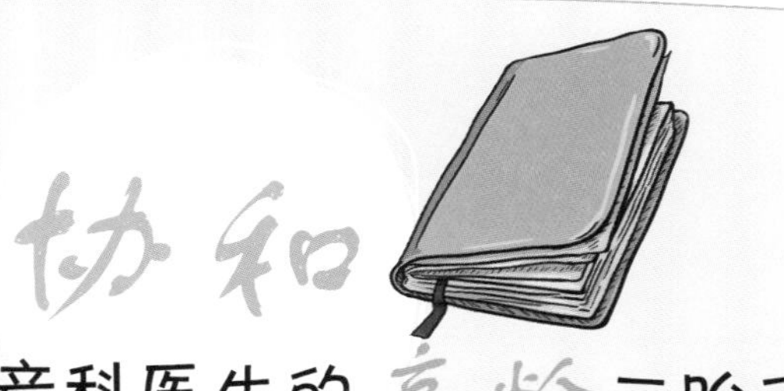
协和
产科医生的高龄二胎手记

## 第二篇：宝贝，你是妈妈“母亲节”最好的礼物

（孕2月：5~8周）**请扫描二维码，观看马大夫讲“自然受孕和试管婴儿”“孕期营养”**



## 第三篇：虚惊一场的“孕早期出血”

（孕3月：9~12周）**请扫描二维码，观看马大夫讲“先兆流产”**

## 第四篇：二宝来了，我与大宝的温柔对话

（孕 4 月：13~16 周）**请扫描二维码，观看马大夫讲“如何和大宝交流”**



## 第五篇：我也是听话的孕妈妈，孕检样样不落下

（孕 5 月：17~20 周）**请扫描二维码，观看马大夫讲“孕期检查”“羊水穿刺”**

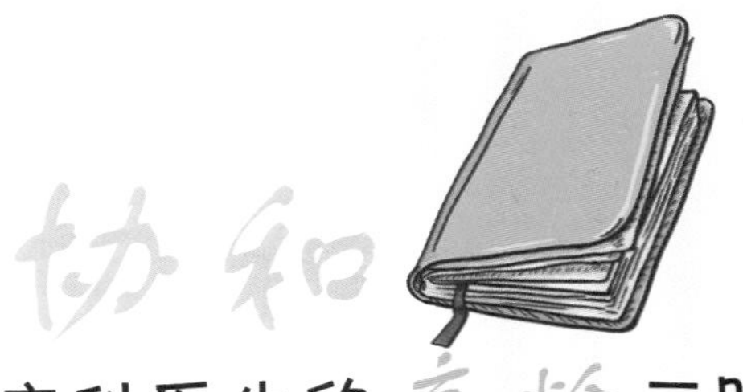

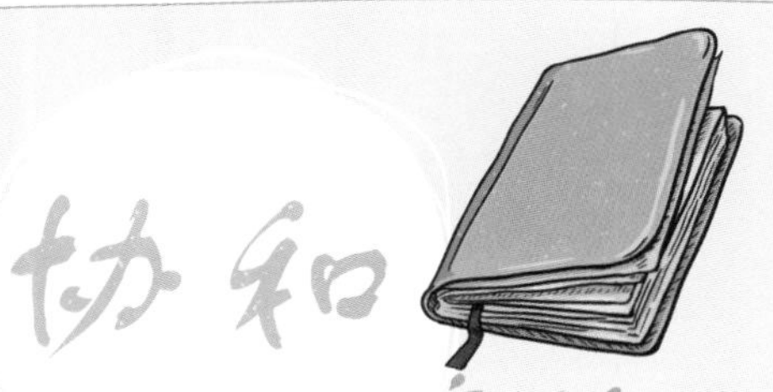

## 第八篇：铁人孕妈，怀孕、门诊、科研、科普样样风生水起（孕8月：29~32周）

**请扫描二维码，观看马大夫讲“胎心监护、数胎动、宫缩”**

## 第九篇：一路走来，我是怎样远离妊娠高血压，妊娠糖尿病的

（孕9月：33~36周）**请扫描二维码，观看马大夫讲“拉梅兹呼吸训练”“妊娠期糖尿病”“妊娠期高血压”**



## 第十篇：可爱的宝贝，全家期待与你的见面

（孕10月：37~40周）**请扫描二维码，观看马大夫讲“生产方式”**



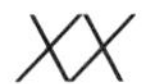

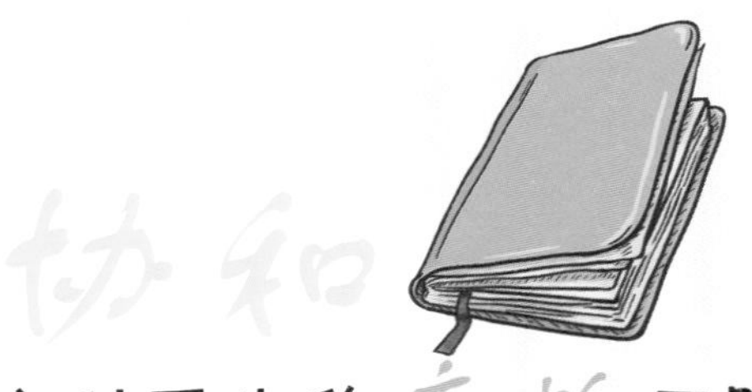

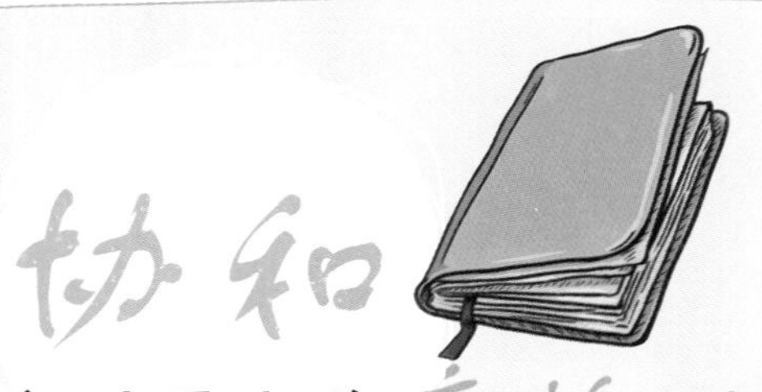

产科医生的高龄二胎手记



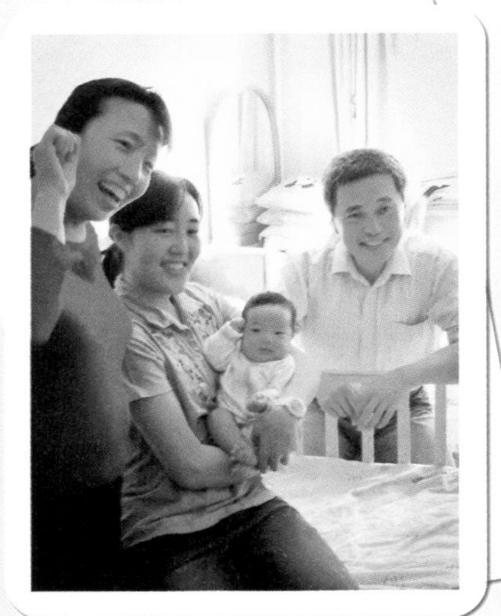

全家福

请扫描二维码，观看马大夫讲“宝宝的发育”

小宝宝的形成到发育机制是非常复杂的，我们远远不知道它的整个过程。因此，在受精卵形成之前的卵子和精子的质量是很关键的，而且是在怀孕前几个月就决定了的，等你怀孕再去改，其实都晚了。夫妻双方的身体质量是第一位的，你要有一个很好的身体素质，才能有很好的种子，因为你的土壤不错，才能有机会孕育更好的孩子。如果你得妊娠高血压、妊娠糖尿病、甲减没有治疗的话，孩子容易出现畸形，容易自然流产。

备孕篇

# 43岁高龄，我是这么备孕的

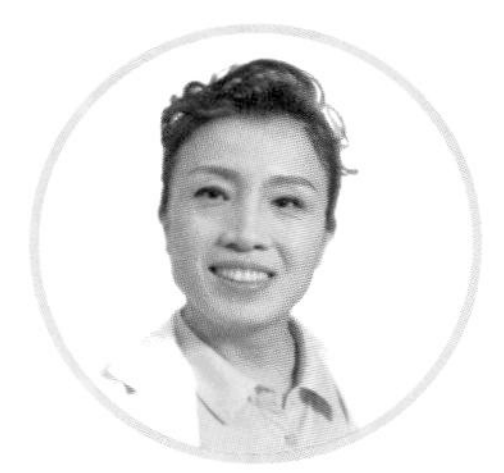

北京协和医院妇产科
马良坤大夫

## 我的患者故事

我们患者群中有一个特别典型的孕妈妈，她是一个高管的爱人，家里很有钱。她很瘦，大家别以为只有胖子才会得糖尿病，瘦也会得糖尿病的。她很能吃，不锻炼还很瘦也是不健康的，要不然她咋就这么瘦呢？她第一次怀孕十几周就流产，第二次怀孕二十几周又流产，她觉自己有很多的毛病，怎么都不行。后来她在我们这产检，第一次检查我就做给她做了糖耐量，她血糖高，而且空腹血糖得要胰岛素才能控制住。来我们这儿是怀孕6周的时候，于是开始打胰岛素，保持一个很好的血糖状况，后来足月生了一个健康的孩子。遇到这种情况，你就会觉得真的是帮助到她了。但是不足的地方，还是在怀孕之后才发现这个问题的，需要用胰岛素去纠正，如果她孕前能够有更好的生活方式，调整好了，她可能不会有这么大的一个挫折和难受，对吧？所以我们就说准备，什么事情都是做好准备会更好一点。

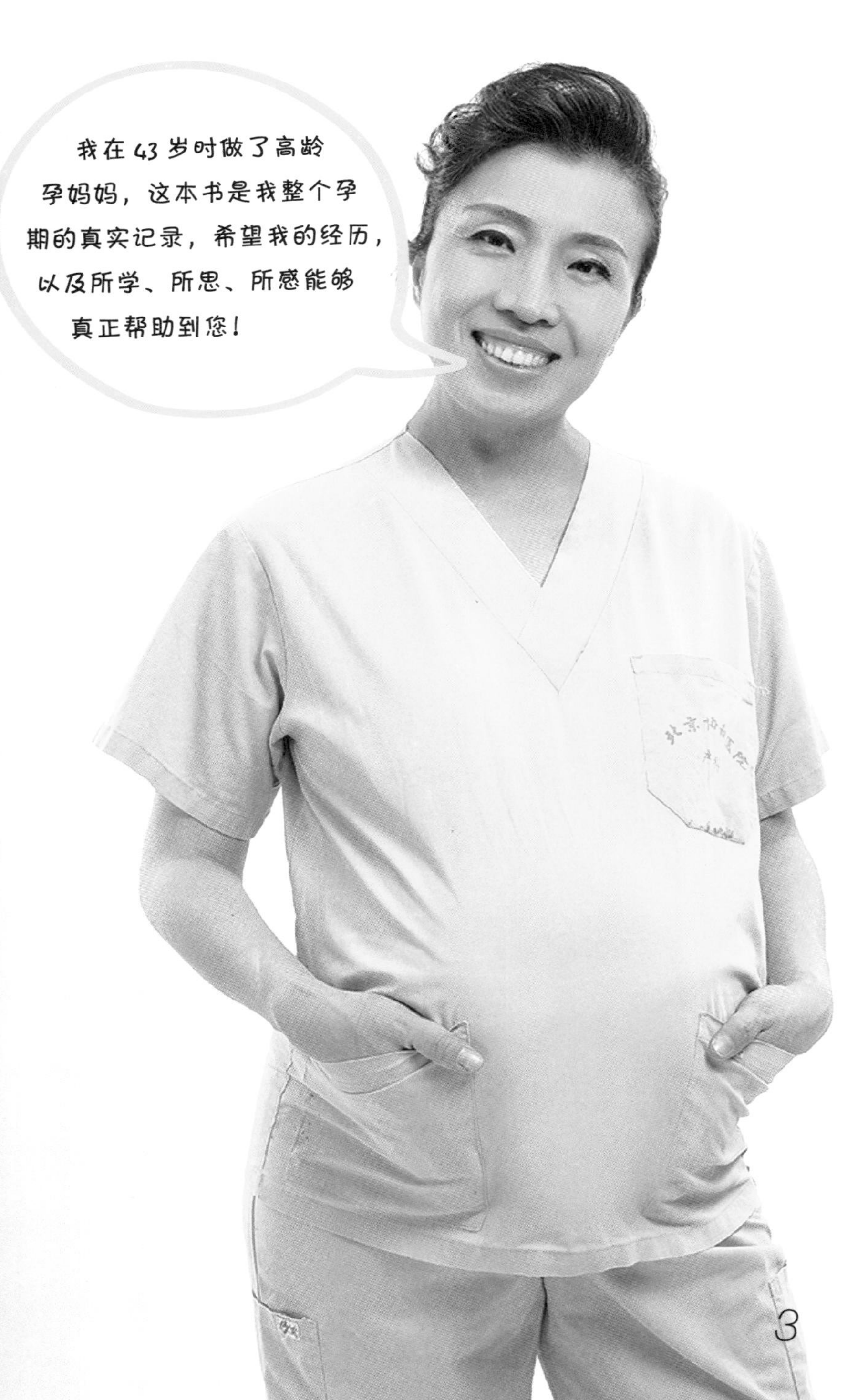
我在43岁时做了高龄孕妈妈，这本书是我整个孕期的真实记录，希望我的经历，以及所学、所思、所感能够真正帮助到您！

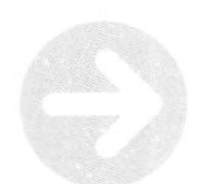

# 怀孕前做好准备，怀上最棒、最健康的宝宝

**备孕妈妈孕前常规检查**

| 检查项目 | 检查内容 |
| --- | --- |
| **身高体重** | 测量数值，计算体重指数（IBW），评判体重是否达标 |
| **血压** | 血压的正常值：收缩压应小于 140 毫米汞柱；舒张压应小于 90 毫米汞柱 |
| **血常规** | 白细胞、红细胞、血红蛋白、血小板等，判断是否贫血、感染 |
| **血型** | ABO 血型，Rh 血型，预测是否会发生血型不合 |
| **尿常规** | 尿糖、红细胞、白细胞、尿蛋白等，有助于肾脏疾病的早期诊断 |
| **生殖系统** | 通过白带常规筛查滴虫、真菌感染、尿道炎症以及淋病、梅毒等性传播疾病，有无宫颈上皮内病变等，有无子宫肌瘤、卵巢囊肿等疾病 |
| **肝肾** | 肝肾功能、乙肝病毒、血糖、血脂 |
| **口腔检查** | 是否有龋齿、智齿等，预防孕期口腔隐患以免影响孕妈妈及胎宝宝的健康 |
| **甲状腺功能** | 促甲状腺激素 TSH、游离甲状腺素 FT4、甲状腺过氧化酶抗体 TPOAb，预防未控制的甲状腺疾病，以免影响胎宝宝的神经、智力发育 |

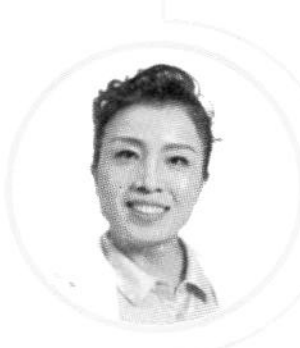

**马大夫小提示**

检查结果如果有异常，请向医生咨询。请勿随意听信其他病员信息，因为每个人的具体情况都是不同的。

## 检查记录

| 检查方法 | 我的检查记录 |
| --- | --- |
| 用身高体重仪进行测量 | |
| 用血压计进行测量 | |
| 静脉抽血 | |
| 静脉抽血 | |
| 尿液检查 | |
| 通过阴道分泌物、宫颈涂片及 B 超检查 | |
| 静脉抽血 | |
| 口腔检查 | |
| 静脉抽血 | |

| 备孕妈妈孕前特殊项目检查 | |
|---|---|
| 检查项目 | 检查内容 |
| **乙肝病毒抗原抗体检测** | 乙肝病毒可以通过胎盘引起宫内感染或者通过产道引起感染，可能导致胎宝宝出生后成为乙肝病毒携带者，检查的目的在于早知道、早干预 |
| **糖尿病检测** | 怀孕后会加重胰岛的负担，因此备孕妈妈要做空腹血糖监测，有糖尿病高危因素者要进行葡萄糖耐量试验 |
| **染色体检查** | 有不良孕产史，备孕夫妇一方有遗传病史的要进行相关检测 |
| **性病检测** | 艾滋病、梅毒等性病都具有传染性，会严重影响胎宝宝的健康 |
| **TORCH 检查** | 病毒感染抵抗力的检查 |

| 备孕爸爸检查项目 | |
|---|---|
| 检查项目 | 检查内容 |
| **血常规和血型** | 白细胞、红细胞、血红蛋白、血小板等，判断是否贫血、感染、血液病。ABO 血型，Rh 血型，预测是否会发生血型不合。 |
| **肝肾检查** | 检查肝肾功能、血糖、血脂是否正常 |
| **精液检查** | 不育时了解精液是否有活力或者是否少精、弱精 |
| **传染病检查** | 肝炎、梅毒、艾滋病等传染病检查 |
| **男性泌尿生殖系统检查** | 检查是否有隐睾、鞘膜积液、斜疝、尿道流脓等情况 |

| | 检查记录 | |
|---|---|---|
| | 检查方法 | 我的检查记录 |
| | 静脉抽血 | |
| | 静脉抽血 | |
| | 静脉抽血 | |
| | 采指血 | |
| | 静脉抽血 | |

| | 检查记录 | |
|---|---|---|
| | 检查方法 | 老公的检查记录 |
| | 静脉抽血 | |
| | 静脉抽血 | |
| | 精液检查 | |
| | 静脉抽血 | |
| | 泌尿外科检查 | |

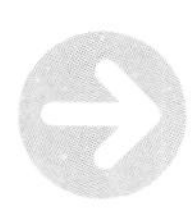

## 我的备孕经历

在全面放开二孩政策出台后不久，我就跟先生讨论再要一个宝宝，先生是一个愿意享受生活慵懒的人，他说我们家女儿已经就快高考了，咱们可以过很舒服的生活，想要旅游说走就走，要是再有一个小宝宝，重新再开始带孩子，陪着学游泳、打球、弹琴、幼儿园接送、上学，想想都觉得好辛苦。但是我们又考虑，家里多一口人，肯定会多一个帮手，还有，等到我们老了，离开人世，谁来陪我们的女儿呢？如果她有个弟弟或妹妹，就会有人陪她了。这样，我们虽然辛苦一点，但是给女儿留下一个伴还是很值得的。而且这么大年纪，能不能怀上还不一定呢，随缘吧！

然后，我就开始积极筹备怀孕了。同时我为了编写《怀孕，你准备好了吗》这本书，组织了北京协和医院 17 个科室的 37 位专家进行内容讨论，编书的过程就是学知识的过程，学习到了知识同时应用到自己身上。因为我临床中经常要做患者教育，我不能总是教，对自己要求不严格吧，于是我把这些知识真正付诸于行动，让我受益匪浅。编书的两年中，我的体重，每年降 4 公斤。由原来的 66 公斤，一年后减到 62 公斤，两年后减到 58 公斤。血糖由原来的 5.0mmol/L，一年后降到 4.8mmol/L，两年后降到 4.6mmol/L，一切都变得正常。

原来我认为自己胖穿衣服能挡得住，也没觉着谁嫌弃我了。但每次查体，都有个超重的章扣在那，又想反正快40岁了，也就这么着了，就是这种自暴自弃的感觉。但是后来在济南《怀孕，你准备好了吗》新书发布会的时候，我看到被拍摄的照片，才发现原来最美的一件衣裳是身材呀。

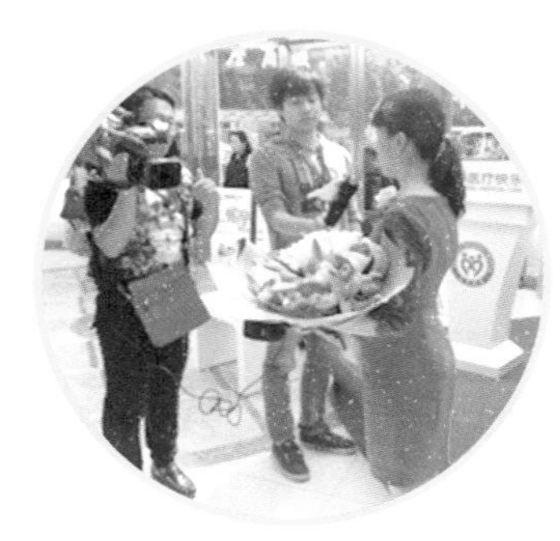
在济南参加新书发布会

当你品尝到自我身体管理的甜头，你也就会愿意去做，这样会促进你管住嘴，迈开腿，把知识付诸于实施。

所以呢，我觉着我做的准备就是健康管理，然后把节育环取了。接下来就期待着宝宝的到来，做一次意料之中的意外怀孕！这期间我也没有特意补充叶酸，因为我查了我的叶酸水平是正常的，因为我们家是糖尿病、高血压、心脑血管疾病家族史，因此我很科学地做了全面的查体，包括糖耐量、叶酸、维生素D水平，还有其他常规检查，经过一年半的努力，各种检查结果出乎意料的理想。

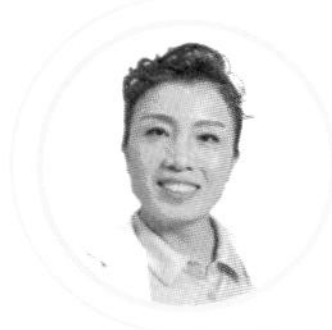

备孕期间我做过的孕检项目。因为年纪大，有糖尿病家族史，所以我孕前做了

- 糖耐量检查
- 胰岛素水平检测

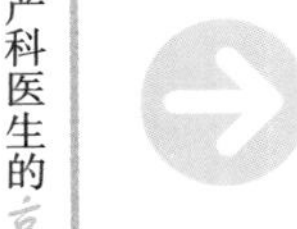

## 马大夫提醒：你一定漏了这项孕前检查

怀孕以后，女性体内的雌激素迅速增加，免疫力降低，牙龈血管容易增生，血管的通透性也会增强，牙周组织变得更加敏感，容易红肿，甚至牙龈更容易出血。因此，备孕期间进行口腔检查能预防孕期牙齿发生意外。

马大夫：“查了那么多项，检查口腔了吗？”

孕妈妈：“没啊，口腔也要检查？要孩子和口腔没关系吧？”

马大夫：“当然有啊，口腔检查已经被列入常规孕检流程了。”

孕妈妈：“不过，我感觉自己的牙齿还算健康啊。”

马大夫：“健康的也要检查，很多人怀孕会孕吐，东西吐出来，胃暂时安稳了，牙齿很容易受到损害。牙齿不好，自己也吃不好，流产、早产、新生儿体重过低的情况都有可能会发生。”

孕妈妈：“这么严重！那我要是去检查口腔的话，都检查什么项目？”

马大夫：“牙周病、龋齿、冠周炎、残根、残冠这些项目，要是有残根、残冠，是要进一步检查的，看看是否需要拔除。”

孕妈妈：“除了这些，口腔检查还有什么需要注意的吗？”

马大夫：“最好洗一次牙，为了提高精子的质量，别忘了让你老公也检查下口腔。”

孕妈妈：“要是口腔有问题的话，是不是不能要孩子？”

马大夫：“治好病再要孩子，这样胎儿也会比较健康，如果孕期患有牙周病的话，就容易出现早产，新生儿容易出现低体重。最好孕前就消好炎，去除牙菌斑和牙结石。如果孕期发现自己的口腔出现问题也不要担心，在孕期的任何时候发现有口腔问题都应该去看医生。告诉医生你的孕周，医生根据孕妈所处的妊娠阶段和胎儿发育的情况以及孕妈全身的情况，根据口腔疾病的轻重缓急程度，制定个性化的处理意见和措施。”

马大夫：“龋齿也要检查，避免孕前没补牙，可能会发展成深龋或急性牙髓炎，而且如果准妈妈有蛀牙，宝宝患蛀牙的可能性也很大。”

孕妈妈：“这样看来，检查口腔还是很有必要的。”

马大夫：“那当然，除了这些，还要看看你有没有阻生智齿的情况，没有长出的智齿上如果有牙菌斑堆积，四周的牙龈就会发炎肿胀，随时会导致冠周炎发作，甚至会造成颅内感染，危及生命。”

孕妈妈：“好严重呀！”

马大夫：“所以我才问你有没有检查口腔，而且如果孕前有残根、残冠却没有及时处理，孕期你的牙齿就很容易发炎，会感觉到牙龈肿痛。在检查的时候让医生帮你看看是否需要拔牙或者补牙。还是要口腔没毛病，才能更愉快地度过孕期。”

孕妈妈：“那我赶紧去预约医生检查下。”

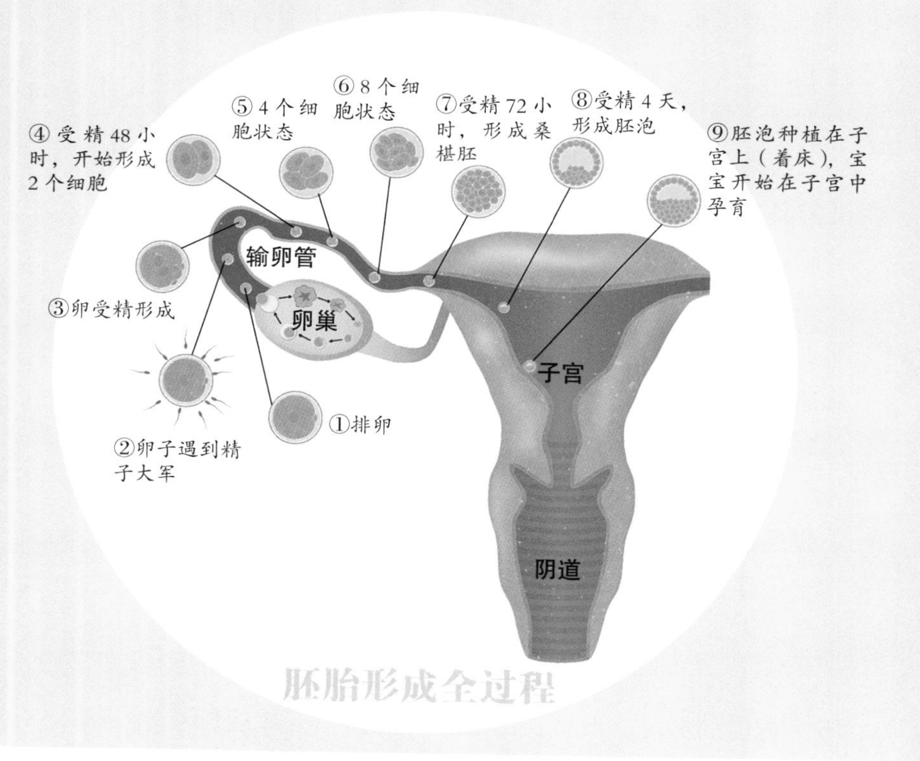


胚胎形成全过程

## 怎样营造好的心态

我认为好的心态的表现应该是一个安静平和的妈妈，每天充满喜悦感。她呢，对别人有爱，对世界有爱，她也萦绕在这个爱的氛围里面。这个氛围包括夫妻之间的感情，或者是邻里之间，还有跟同事之间，都是一个比较和谐融洽的氛围。

而心态调整就像心理学家教我们的，你要分成自己的事，别人的事和老天的事。

- 很多的孕妇就是担心孩子有问题，或者担心查出来有问题，还有的孕妈妈怕自己生孩子时出危险，另外还怕性别不是大家满意的，自己经常惴惴不安。各种各样原因都会导致她非常的担心，经常处于一个不良的心理状态。

- 有的孕妈妈反过来觉着，我是女王，我怀孕了家里人都得对我殷勤点。所有人都得顺着我，一旦不顺就大发雷霆，或者是随便发脾气，总是对别人有很高的要求。

我觉得这些都是不好的心态。我的原则是尽量做好自己，保持心态平和。如果担心孩子有问题，就应该先去了解这些风险，由于产检能够最大限度地了解肚里孩子的情况，那我们就按规矩一步一步去检查，所谓的“兵来将挡，水来土掩”，也就是说，如果发现问题我们就正视问题，就面对它，好好地配合大夫。比如最常见的妊娠期糖尿病，很多人不愿意当糖妈妈，那如果发现了，就唯恐避之而不及，或者是完全不去理睬它，这都不是好的心态。

怀孕期间，宝宝是通过胎盘脐带跟妈妈连在一起的，所以孕妈妈在情绪不良的情况下，如在应激状态或焦虑状态中，会产生大量肾上腺皮质激素，并随着血液循环进入胎儿体内，使胎儿产生与母亲一样的情绪，并破坏胚胎的正常发育。因此孕妈妈要有意识地培养宽广的胸怀、愉快的心境、稳定的情绪，家庭内部也要密切配合，努力为孕妈妈创造一个良好的生活环境，让孕妈妈充分体会家庭的温馨，使孕妈妈将良好的外部感受传递给腹内的胎儿。这正是中医“外感内应”胎教理论的落实。

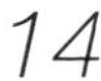

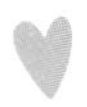

准妈妈的困惑

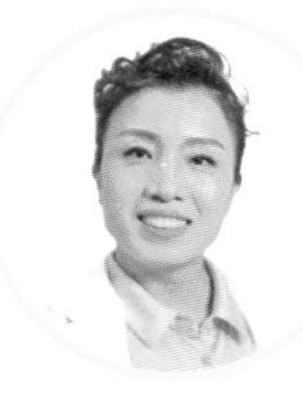

对于高龄是否怀二胎这件事情，家里人意见不统一，怎么办?

马大夫科普

我就拿自己举例吧，从我准备怀孕，家里的意见就有分歧。因为我爱人说，我们完全可以过空巢老人的生活了。孩子已经高二，马上就要高考了，我们就可以出去旅游，拔腿就走。然后可以去做自己想做的很多事情。开始是有不同意见的。但是后来当政策放开了，我们还是好好谈了一下。最后达成了统一的观点，人是最棒的生产力，简单来说，你的房子、车子，都不如人值钱。而且多一个后代来培养、教育、抚养成人，这种幸福感是难以替代的，所有的辛苦是可以抹去的。

怀孕之后，我妈妈是最有不同意见的。我妈妈说你都四十多岁了，日子过得好好的，为什么自己还找这个累受？如果见到我妈，会听到她更加形象生动的表述。其实这是妈妈对女儿的疼爱。对于这些不同的意见，都是家人对于我的不忍心，而这也只是口头上的一些埋怨，实际上当新生命到来后，就是怀孕 12 周，看到所有检查都正常之后，大家还是非常开心的，觉得是老天赐予我们的礼物。

## 轻松查出你的预产期

每月黑色数字：代表末次月经起始日期

上标蓝色数字：预产期为—月 / 日

**January 1月**

| $1^{10/8}$ | $2^{10/9}$ | $3^{10/10}$ | $4^{10/11}$ | $5^{10/12}$ |
|---|---|---|---|---|
| $6^{10/13}$ | $7^{10/14}$ | $8^{10/15}$ | $9^{10/16}$ | $10^{10/17}$ |
| $11^{10/18}$ | $12^{10/19}$ | $13^{10/20}$ | $14^{10/21}$ | $15^{10/22}$ |
| $16^{10/23}$ | $17^{10/24}$ | $18^{10/25}$ | $19^{10/26}$ | $20^{10/27}$ |
| $21^{10/28}$ | $22^{10/29}$ | $23^{10/30}$ | $24^{10/31}$ | $25^{11/1}$ |
| $26^{11/2}$ | $27^{11/3}$ | $28^{11/4}$ | $29^{11/5}$ | $30^{11/6}$ |
| $31^{11/7}$ | | | | |

**February 2月**

| $1^{11/8}$ | $2^{11/9}$ | $3^{11/10}$ | $4^{11/11}$ | $5^{11/12}$ |
|---|---|---|---|---|
| $6^{11/13}$ | $7^{11/14}$ | $8^{11/15}$ | $9^{11/16}$ | $10^{11/17}$ |
| $11^{11/18}$ | $12^{11/19}$ | $13^{11/20}$ | $14^{11/21}$ | $15^{11/22}$ |
| $16^{11/23}$ | $17^{11/24}$ | $18^{11/25}$ | $19^{11/26}$ | $20^{11/27}$ |
| $21^{11/28}$ | $22^{11/29}$ | $23^{11/30}$ | $24^{12/1}$ | $25^{12/2}$ |
| $26^{12/3}$ | $27^{12/4}$ | $28^{12/5}$ | | |

**March 3月**

| $1^{12/6}$ | $2^{12/7}$ | $3^{12/8}$ | $4^{12/9}$ | $5^{12/10}$ |
|---|---|---|---|---|
| $6^{12/11}$ | $7^{12/12}$ | $8^{12/13}$ | $9^{12/14}$ | $10^{12/15}$ |
| $11^{12/16}$ | $12^{12/17}$ | $13^{12/18}$ | $14^{12/19}$ | $15^{12/20}$ |
| $16^{12/21}$ | $17^{12/22}$ | $18^{12/23}$ | $19^{12/24}$ | $20^{12/25}$ |
| $21^{12/26}$ | $22^{12/27}$ | $23^{12/28}$ | $24^{12/29}$ | $25^{12/30}$ |
| $26^{12/31}$ | $27^{1/1}$ | $28^{1/2}$ | $29^{1/3}$ | $30^{1/4}$ |
| $31^{1/5}$ | | | | |

**April 4月**

| $1^{1/6}$ | $2^{1/7}$ | $3^{1/8}$ | $4^{1/9}$ | $5^{1/10}$ |
|---|---|---|---|---|
| $6^{1/11}$ | $7^{1/12}$ | $8^{1/13}$ | $9^{1/14}$ | $10^{1/15}$ |
| $11^{1/16}$ | $12^{1/17}$ | $13^{1/18}$ | $14^{1/19}$ | $15^{1/20}$ |
| $16^{1/21}$ | $17^{1/22}$ | $18^{1/23}$ | $19^{1/24}$ | $20^{1/25}$ |
| $21^{1/26}$ | $22^{1/27}$ | $23^{1/28}$ | $24^{1/29}$ | $25^{1/30}$ |
| $26^{1/31}$ | $27^{2/1}$ | $28^{2/2}$ | $29^{2/3}$ | $30^{2/4}$ |

**May 5月**

| $1^{2/5}$ | $2^{2/6}$ | $3^{2/7}$ | $4^{2/8}$ | $5^{2/9}$ |
|---|---|---|---|---|
| $6^{2/10}$ | $7^{2/11}$ | $8^{2/12}$ | $9^{2/13}$ | $10^{2/14}$ |
| $11^{2/15}$ | $12^{2/16}$ | $13^{2/17}$ | $14^{2/18}$ | $15^{2/19}$ |
| $16^{2/20}$ | $17^{2/21}$ | $18^{2/22}$ | $19^{2/23}$ | $20^{2/24}$ |
| $21^{2/25}$ | $22^{2/26}$ | $23^{2/27}$ | $24^{2/28}$ | $25^{3/1}$ |
| $26^{3/2}$ | $27^{3/3}$ | $28^{3/4}$ | $29^{3/5}$ | $30^{3/6}$ |
| $31^{3/7}$ | | | | |

**June 6月**

| $1^{3/8}$ | $2^{3/9}$ | $3^{3/10}$ | $4^{3/11}$ | $5^{3/12}$ |
|---|---|---|---|---|
| $6^{3/13}$ | $7^{3/14}$ | $8^{3/15}$ | $9^{3/16}$ | $10^{3/17}$ |
| $11^{3/18}$ | $12^{3/19}$ | $13^{3/20}$ | $14^{3/21}$ | $15^{3/22}$ |
| $16^{3/23}$ | $17^{3/24}$ | $18^{3/25}$ | $19^{3/26}$ | $20^{3/27}$ |
| $21^{3/28}$ | $22^{3/29}$ | $23^{3/30}$ | $24^{3/31}$ | $25^{4/1}$ |
| $26^{4/2}$ | $27^{4/3}$ | $28^{4/4}$ | $29^{4/5}$ | $30^{4/6}$ |

| $1^{4/7}$ | $2^{4/8}$ | $3^{4/9}$ | $4^{4/10}$ | $5^{4/11}$ |
|---|---|---|---|---|
| $6^{4/12}$ | $7^{4/13}$ | $8^{4/14}$ | $9^{4/15}$ | $10^{4/16}$ |
| $11^{4/17}$ | $12^{4/18}$ | $13^{4/19}$ | $14^{4/20}$ | $15^{4/21}$ |
| $16^{4/22}$ | $17^{4/23}$ | $18^{4/24}$ | $19^{4/25}$ | $20^{4/26}$ |
| $21^{4/27}$ | $22^{4/28}$ | $23^{4/29}$ | $24^{4/30}$ | $25^{5/1}$ |
| $26^{5/2}$ | $27^{5/3}$ | $28^{5/4}$ | $29^{5/5}$ | $30^{5/6}$ |
| $31^{5/7}$ | July | | 7月 | |

| $1^{5/8}$ | $2^{5/9}$ | $3^{5/10}$ | $4^{5/11}$ | $5^{5/12}$ |
|---|---|---|---|---|
| $6^{5/13}$ | $7^{5/14}$ | $8^{5/15}$ | $9^{5/16}$ | $10^{5/17}$ |
| $11^{5/18}$ | $12^{5/19}$ | $13^{5/20}$ | $14^{5/21}$ | $15^{5/22}$ |
| $16^{5/23}$ | $17^{5/24}$ | $18^{5/25}$ | $19^{5/26}$ | $20^{5/27}$ |
| $21^{5/28}$ | $22^{5/29}$ | $23^{5/30}$ | $24^{5/31}$ | $25^{6/1}$ |
| $26^{6/2}$ | $6^{6/3}$ | $28^{6/4}$ | $29^{6/5}$ | $30^{6/6}$ |
| $31^{6/7}$ | August | | 8月 | |

| $1^{6/8}$ | $2^{6/9}$ | $3^{6/10}$ | $4^{6/11}$ | $5^{6/12}$ |
|---|---|---|---|---|
| $6^{6/13}$ | $7^{6/14}$ | $8^{6/15}$ | $9^{6/16}$ | $10^{6/17}$ |
| $11^{6/18}$ | $12^{6/19}$ | $13^{6/20}$ | $14^{6/21}$ | $15^{6/22}$ |
| $16^{6/23}$ | $17^{6/24}$ | $18^{6/25}$ | $19^{6/26}$ | $20^{6/27}$ |
| $21^{6/28}$ | $22^{6/29}$ | $23^{6/30}$ | $24^{7/1}$ | $25^{7/2}$ |
| $26^{7/3}$ | $27^{7/4}$ | $28^{7/5}$ | $29^{7/6}$ | $30^{7/7}$ |
| | September | | 9月 | |

| $1^{7/8}$ | $2^{7/9}$ | $3^{7/10}$ | $4^{7/11}$ | $5^{7/12}$ |
|---|---|---|---|---|
| $6^{7/13}$ | $7^{7/14}$ | $8^{7/15}$ | $9^{7/16}$ | $10^{7/17}$ |
| $11^{7/18}$ | $12^{7/19}$ | $13^{7/20}$ | $14^{7/21}$ | $15^{7/22}$ |
| $16^{7/23}$ | $17^{7/24}$ | $18^{7/25}$ | $19^{7/26}$ | $20^{7/27}$ |
| $21^{7/28}$ | $22^{7/29}$ | $23^{7/30}$ | $24^{7/31}$ | $25^{8/1}$ |
| $26^{8/2}$ | $6^{8/3}$ | $28^{8/4}$ | $29^{8/5}$ | $30^{8/6}$ |
| $31^{8/7}$ | October | | 10月 | |

| $1^{8/8}$ | $2^{8/9}$ | $3^{8/10}$ | $4^{8/11}$ | $5^{8/12}$ |
|---|---|---|---|---|
| $6^{8/13}$ | $7^{8/14}$ | $8^{8/15}$ | $9^{8/16}$ | $10^{8/17}$ |
| $11^{8/18}$ | $12^{8/19}$ | $13^{8/20}$ | $14^{8/21}$ | $15^{8/22}$ |
| $16^{8/23}$ | $17^{8/24}$ | $18^{8/25}$ | $19^{8/26}$ | $20^{8/27}$ |
| $21^{8/28}$ | $22^{8/29}$ | $23^{8/30}$ | $24^{8/31}$ | $25^{9/1}$ |
| $26^{9/2}$ | $6^{9/3}$ | $28^{9/4}$ | $29^{9/5}$ | $30^{9/6}$ |
| | November | | 11月 | |

| $1^{9/7}$ | $2^{9/8}$ | $3^{9/9}$ | $4^{9/10}$ | $5^{9/11}$ |
|---|---|---|---|---|
| $6^{9/12}$ | $7^{9/13}$ | $8^{9/14}$ | $9^{9/15}$ | $10^{9/16}$ |
| $11^{9/17}$ | $12^{9/18}$ | $13^{9/19}$ | $14^{9/20}$ | $15^{9/21}$ |
| $16^{9/22}$ | $17^{9/23}$ | $18^{9/24}$ | $19^{9/25}$ | $20^{9/26}$ |
| $21^{9/27}$ | $22^{9/28}$ | $23^{9/29}$ | $24^{9/30}$ | $25^{10/1}$ |
| $26^{10/2}$ | $27^{10/3}$ | $28^{10/4}$ | $29^{10/5}$ | $30^{10/6}$ |
| $31^{10/7}$ | December | | 12月 | |

# 高龄女性备孕
## 最常见的误区及解决办法

现代女性的结婚生育年龄越来越大，而且随着二胎政策的放开，越来越多的大龄女性也把生二孩提上了日程。医学上把预产期年龄为≥35岁的女性称为高龄孕妇，也就是说备孕时为34岁左右的女性就属于大龄女了。女性>35岁排卵功能逐渐下降，自然流产和胎儿染色体异常的比例会上升，妊娠期间合并高血压、糖尿病的风险也会增加，因此大龄女备孕时要注意以下几个误区。

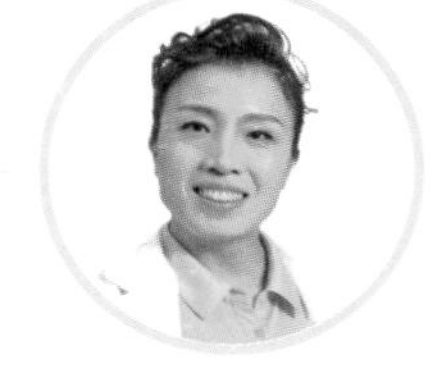

### 误区一：身体状态不够理想

有些准备要二孩的大龄女超重或者肥胖，甚至已经合并高血压、糖尿病、甲状腺疾病等疾病，还有些有子宫肌瘤、卵巢囊肿、子宫内膜异位症、宫颈病变、HPV感染状态。她们一直在做思想斗争，怕自己的状态不佳而犹豫不决，又担心宝宝输在起跑线上。

### 马大夫支招

此时您要做的是保持健康的生活方式，坚持健康均衡的饮食、规律的运动、保持平和的心态，努力将自己的体重、血糖、血压控制在合适的水平，孕前还要进行系统检查，找相关专科医生咨询，调整合适妊娠的用药并监测病情。

## 误区二：性生活目的性太强

很多准备生二孩的大龄夫妇都是上有老、下有小，同时工作上又属于骨干力量，生活上的压力很大，有的人要经常出差、加班、应酬，所以有不少夫妇已经不再像年轻时那样热情似火，很少有规律的性生活，甚至有的已经“戒掉”性生活

### 马大夫支招

建议这样的夫妇调整一下工作和生活的节奏，甚至考虑换一个压力小、轻松的工作岗位，夫妻俩要重温新婚燕尔的激情，平时多交流沟通，多有爱抚接触，培育一下做爱的氛围和心情，要享受性生活带来的愉悦，不要为了完成生育任务而勉强为之。

## 误区三：排卵期才过性生活

有些大龄女为了二孩而进行周密的计划，除了周密备孕外，还去医院进行超声监测排卵，1个月仅在排卵期当天与老公同房，认为这样养精蓄锐最容易受孕

### 马大夫支招

这种目的性很强的性生活是不合适的，因为过少的性生活会使精子在体内存留时间过长、精子老化、精液成分改变，这些老弱病残的精子都是不利于受孕的。另一方面，过频的性生活会使精子数量减少、精子处于幼稚状态，也会影响精子功能的正常发挥，所以推荐备孕期间每周 2~4 次的性生活频率，依据每对夫妇具体情况而定。

误区四：过度依赖技术手段怀孕

社会上还有一种误区就是认为大龄女可以采用先进的试管婴儿技术来完成受孕。

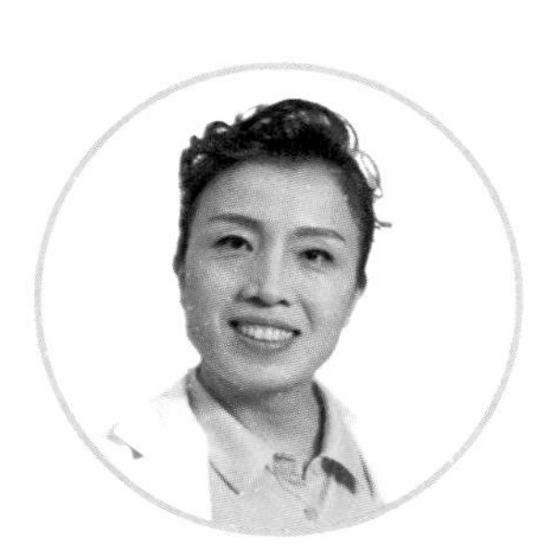

马大夫支招

人工授精、试管婴儿等一些辅助生育的技术是解决不孕不育的手段，如果夫妇双方规律性生活1年以上，没有避孕而不怀孕为不孕。在检查了精液、排卵功能、输卵管和子宫内膜的情况之后，采用促排卵、改善精子存活率、疏通输卵管治疗之后均无效，最后才选用此技术。

目前试管婴儿的成功率与自然受孕差不多，但是费时费力费钱。经历千辛万苦进行超促排卵时，还可能会出现卵巢过度刺激综合征，病情严重的甚至可能危及生命。所以，大龄女们要自己先积极尝试性生活，只有在出现不孕或者卵巢功能有问题时才要借助试管婴儿技术。

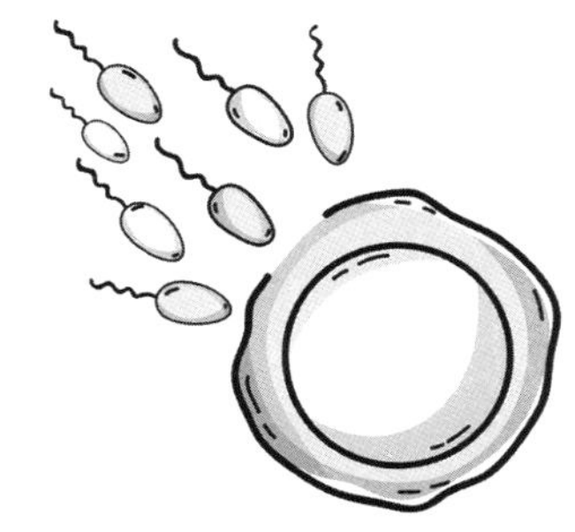

### 误区五：想靠试管婴儿怀双胞胎

有的大龄妈妈希望试试促排卵，运气好的话能够怀上双胎，这样辛苦怀孕1次能得2个孩子。

### 马大夫支招

双胎甚至多胎是有很多风险的，容易发生流产、早产、双胎之一胎死宫内，还可能出现双胎输血综合征、妊娠期高血压、妊娠期糖尿病以及孕期贫血、产后出血、剖宫产手术等，如果再加上高龄这一因素，就更加危险了。

另外，早产儿的花费以及近期和远期的并发症都是令人堪忧的。所以，不仅是大龄女，还包括那些有这种错误观念的女性都应该尊重科学、遵循自然的规律，不要刻意去制造双胎。

人的一生往往充满着好多不确定的因素，不会什么都如愿，很多事情都是有弊也有利的。虽然高龄孕妈妈有一些不利因素，但她们也有自己的优势：

- 孕育心态较好
- 孕儿精力相对集中
- 经济上较宽裕

总之，大龄女性备孕要调整生活方式，健康饮食、规律锻炼、平衡心态，从生活和家庭上各方面做好准备。如果避免上述常见的误区，了解基本的备孕和性生活知识，大龄女性也可以顺利怀孕生产。

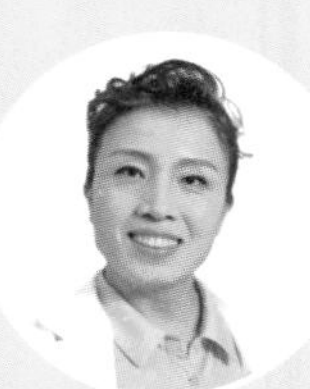

准妈妈的困惑

**女性最佳生育年龄是多少岁？**

马大夫科普

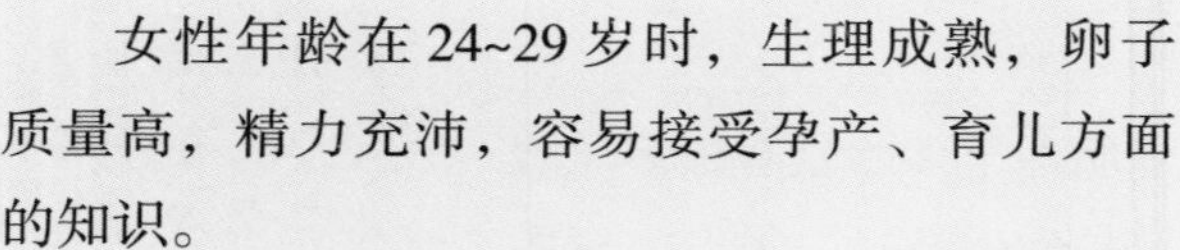

女性年龄在24~29岁时，生理成熟，卵子质量高，精力充沛，容易接受孕产、育儿方面的知识。

若怀孕生育，胎儿生长发育良好，产力和生殖道弹性好，分娩危险系数小，有利于自然分娩，也有孕育和抚育婴儿的精力，因此女性最佳生育年龄是24~29岁。

相比较而言，女性超过35岁时，卵巢功能减退，卵子质量和受孕能力下降，受孕后胎儿发生畸形的概率增加，流产率和难产的发生率也会随年龄增长而提高，因此，尽量不要在35岁以上受孕。

准妈妈的困惑

高龄孕妇会造成什么影响？

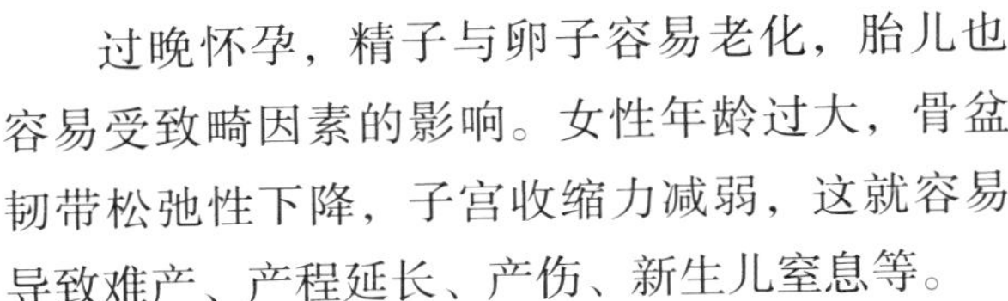

马大夫科普

过晚怀孕，精子与卵子容易老化，胎儿也容易受致畸因素的影响。女性年龄过大，骨盆韧带松弛性下降，子宫收缩力减弱，这就容易导致难产、产程延长、产伤、新生儿窒息等。

但是，性格开朗、体重合适、饮食均衡、喜爱运动的高龄男性与女性，生育孩子大多较顺利且健康。例如，运动员一般生育年龄都较晚，但生育过程比较顺利。这是因为运动能使人新陈代谢加快、延缓衰老，使精子与卵子不易老化。

## 适量补叶酸，给自己和孩子一个健康的未来

你知道吗？叶酸能让我们生一个聪明的宝宝。

叶酸是一种含单一有效成分的维生素，能够预防胎宝宝畸形，所以从孕前3个月开始，直到孕后3个月结束，每天需要补充0.4~0.8毫克，且建议备孕女性规律补充。为满足母体本身及胎儿的生长发育需要，孕妇比非孕妇女相比对叶酸的需要量增加。

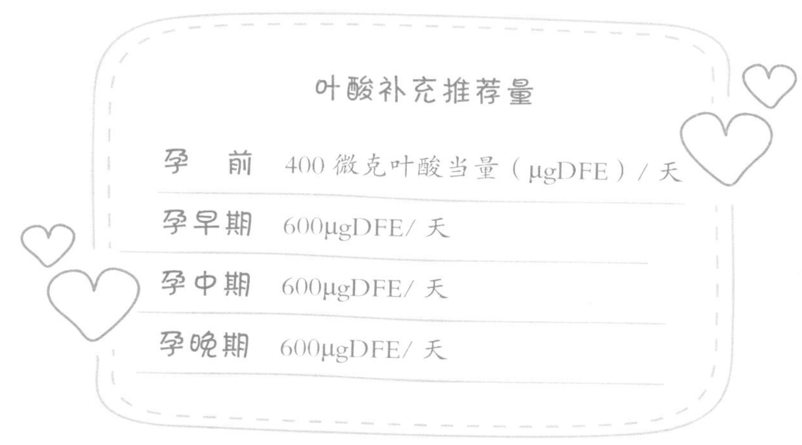

叶酸补充推荐量

| | |
|---|---|
| 孕　前 | 400 微克叶酸当量（μgDFE）/ 天 |
| 孕早期 | 600μgDFE/ 天 |
| 孕中期 | 600μgDFE/ 天 |
| 孕晚期 | 600μgDFE/ 天 |

孕期叶酸应达到 600 微克叶酸当量每天，那么，如何在孕期补充叶酸呢？

## 食补 ABC

### A 生吃或焯拌吃蔬菜

叶酸广泛存在于动植物食物中，富含叶酸的食物有动物肝、蛋类、豆类、酵母、绿叶蔬菜、水果及坚果类。天然食物中存在的叶酸均为还原型，烹调加工或遇热易分解，煲汤等烹饪方法会使食物中的叶酸损失 50%~95%。每天保证摄入 400 克各种蔬菜，且其中 1/2 以上为新鲜绿叶蔬菜，可提供约 200 微克叶酸当量叶酸。

## B 蔬菜应现买现吃

天然叶酸在食物贮藏或加工过程中易被破坏，蔬菜贮藏 2~3 天损失 50%~70% 的叶酸。从食品安全的角度考虑，有人习惯用盐水泡一下蔬菜再烹饪，以期通过此方法祛除农药残留，需要说明的是盐水泡过的蔬菜的叶酸损失也很大。天然膳食叶酸的生物利用度较低，为 30%~80%。

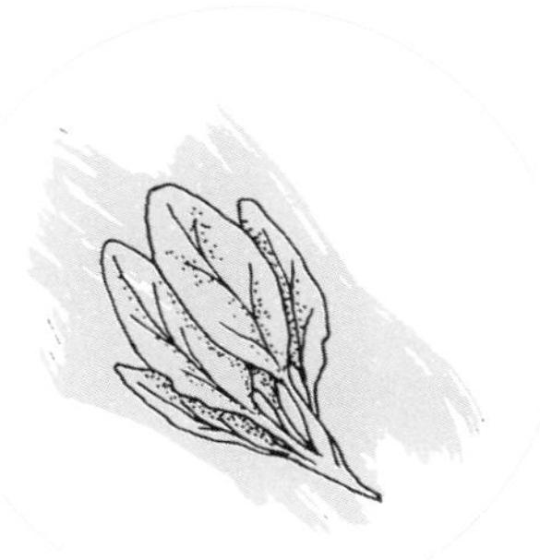

## C 额外补充叶酸（合成叶酸）

孕期除了常吃富含叶酸的食物外，还应每天补充 400 微克叶酸当量（如果选择制剂补充，则一般应控制其剂量为 300 微克叶酸当量 / 天），以满足其需要。

孕妇应吃含不超 1000 微克叶酸当量 / 天（ugDFE/d）的制剂来补充叶酸，这个 1000 微克叶酸当量就是叶酸摄入的可耐受最高量。无论是选择单一制剂（叶酸片），还是复合制剂（多种维生素和多种维生素 + 矿物质合剂），都不应长期超过可耐受最高量来摄入。

准妈妈的困惑

漏服叶酸需不需要补回来？

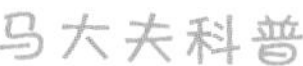
马大夫科普

叶酸在人体内存留时间较短，一天后体内水平就会降低，因此叶酸增补剂孕妈妈必须天天服用，不能漏服。但如果漏服了，也没有必要补服。

准妈妈的困惑

补充叶酸是否越多越好？

马大夫科普

过多补充叶酸不仅会影响人体对锌的吸收，影响胎儿智力发育，而且会掩盖维生素 $B_{12}$ 缺乏的早期症状，导致神经系统受损、影响机体的造血功能。此外，人体内过量的叶酸还会干扰抗惊厥药物作用。

请扫描二维码，观看马大夫讲“妈妈的变化”

我原本没想要二胎，我想像我这样的情况，再过两年就空巢了，如果你不是对生活热爱，可能就这么待下去，你就不会再去要个老二了。我觉着我会怕苦、怕累，这个岁数愿意去享受生活。可是后来当我意识到，人是最棒的生产力，你的房子、车子，都不如人值钱。而且多一个后代来培养、教育，并抚养成人，这种幸福感是难以替代的。我有一个同事 41 岁，我们在怀孕 19 周那天遇到一起，感慨真的好幸福啊，像我们这么大年纪再感觉一次胎动。

# 1 再次当妈的美好遐想

## 孕 1 月：0~4 周

# 第1月

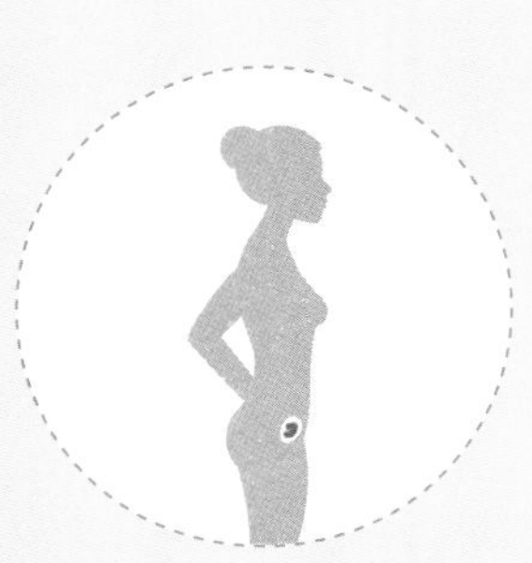

## 孕妈妈的变化

子宫：鸡蛋大小。

身体：与妊娠前没有什么不同。有些人会毫无感觉，有些人会有身体发热、乳房发胀等症状。

## 胎宝宝的变化

胎重：0~1.05 微克

胎长：0~0.2 毫米

四肢：胎宝宝只是小小的胚芽，身体分两大部分，有非常大的头部和长长的尾巴，很像小海马。

五官：出现嘴和下巴的雏形。

系统：血液循环系统原型已出现，心脏的发育较显著；脑、脊髓神经系统器官原型也已出现；胎盘、脐带也开始发育。

我的状态

跟怀孕前差不多，基本上没有特别的变化。排卵后基础体温稍高，持续 3 周以上。

体重：58.5 千克

血糖：4.3 毫摩尔 / 升

血压：98/63 毫米汞柱

运动记录：瑜伽

心情手记：期待

产检笔记：各项化验指标正常，这个月的检查明确已怀孕，并排除了宫外孕。

豆豆的状态

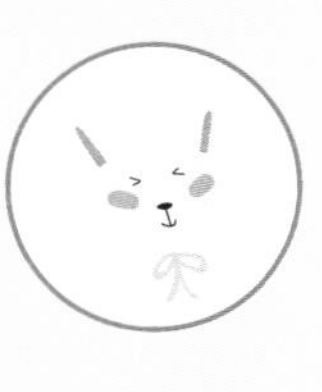

这时的豆豆只是由受精卵形成的小小胚芽，刚刚开始在妈妈体内安营扎寨。

孕妈妈的状态手记

体重：　　　　千克

血糖：　　　　毫摩尔 / 升

血压：　　　　毫米汞柱

运动记录：

心情手记：

产检笔记：

## 已经怀孕的信号

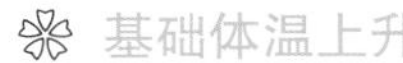

### 基础体温上升

在该来月经时，基础体温仍然保持在高温段，且持续15~20天，就很可能怀孕了。

### 早孕反应

出现恶心呕吐、胃口变差、喜酸厌油、乏力困倦、头晕等现象。晨起比较明显。

### 乳房变化

乳晕变广，乳头变大，颜色加深，乳房胀痛等。

### 停经、白带增多

月经40多天了还没来。

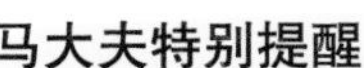

**马大夫特别提醒**

这些表现并非怀孕所特有，建议到正规医院明确是否怀孕。

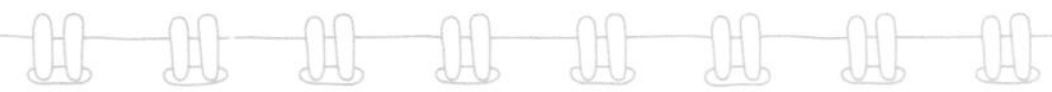

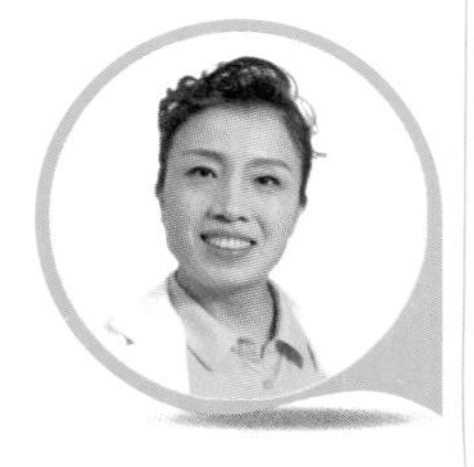

### 医生妈妈的叮嘱

**在已完成的事情前划√**

□ 及时补充叶酸

第17至30天是胎儿神经管发育的关键时期，补叶酸可降低胎儿脊柱裂或者其他神经管缺陷的危险。

□ 远离危险环境

孕1月的胎宝宝十分脆弱，此期是胎儿发育的重要时期，不要盲目使用药物、盲目做检查。

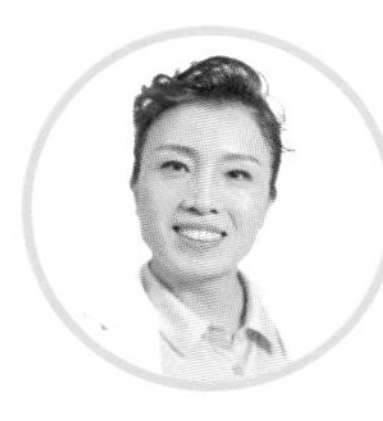

## 马大夫贴心话

HCG 检测注意事项

☞ HCG 测值不受进食影响，不需要空腹检查。

☞ HCG 不能和别人比。不同孕妇 HCG 测值可以相差数十倍，不能相互比较。正确的做法是自己和自己比，也就是看翻倍。比如怀孕第 3 周第一次监测是 550，那么隔天再去验血能达到 1100，就表示 HCG 翻倍正常，证明胚胎是健康的。但是 HCG 翻倍的时间不是固定的，每个人的翻倍时间也不同，隔天翻倍只是个大概，有的人快，有的人慢。

## 孕早期产检报告中的高频词汇

### HCG 到底是啥

HCG 也就是人绒毛膜促性腺激素（英文全称是 human chorionic gonadotropin），是人类胚胎细胞最早分泌的分子物质之一，也是测定孕妈妈是否受孕的最常用的“妊娠试验”激素。

这是因为当受精卵着床后，滋养层细胞会分泌 HCG，而 HCG 会先进入血液循环中，再进入尿液。

通过孕试纸、验孕棒等就是在尿中检测 HCG，而一些尿检结果不是很明显的孕妈妈，会到医院进行一次抽血验孕，这就是再查 HCG 值。

相较于检测尿中的 HCG 来说，检测血液中的 HCG 更灵敏、更准确，其准确率在 99% 以上。

# 如何放松心态自然受孕

女性不孕的比例是5%左右。不孕是指一年内规律的性生活，没有避孕也怀不上宝宝，此时应该到医院做进一步的全面检查。所以，准妈妈们如果一两个月内没有怀孕也不要着急，我们需要一个耐心等待的时间。在这期间，夫妻双方要做好备孕准备。

- 首先，保持好心情。夫妻相爱，父母关爱，同事友爱，让家庭和工作都处于和谐的氛围中。
- 其次，健康的生活方式。合理饮食，每天坚持运动，戒烟戒酒，不熬夜，规律作息。体重要达标，不要消瘦和过瘦，也不要超重和肥胖。体重正常的人群，也应该保持健康的饮食，规律的运动，比如每天半个小时运动。
- 最后，性生活规律且和谐。看似一点爱，其实非常关键和重要。

如果经过上述调整，依然无法自然受孕，就应该求助大夫的帮助。

**准妈妈的困惑**

高龄准妈妈自然受孕的机会比适龄女性要差吗？

**马大夫科普**

高龄妈妈由于工作繁忙，两地分居，照料孩子以及其他杂事，导致夫妻俩的性生活不够频繁和协调；再加上她们的卵子质量要差一点，身体各项功能下降，精神紧张，就会增加不孕的风险。

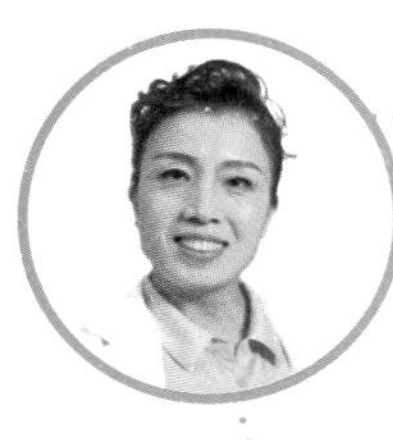

准妈妈的困惑

高龄孕妈妈在选择医院上有什么需要格外注意的？

马大夫科普

一样的，主要看自己的条件。看您自己的身体条件、经济条件、家里的地理位置，这样综合来决定。有一些妈妈，从外地到北京来产检分娩，租房子都有的，那真的就是健康状况不理想，必须在这家医院才更安全，那您就只有做这种选择了。

## 如何选择建档医院

在北上广这些地方，我们提倡规律地在一家医院去产检，去分娩。现在医院有公立，有私立；公立医院里面又有综合医院、妇幼保健医院等。如何选择自己产检的医院呢？

我们给读者朋友三个选择建档医院的建议。

首先，要看准妈妈有无疾病或妊娠并发症。有糖尿病、高血压、系统性红斑狼疮等疾病，选择综合性公立医院，使您的整个妊娠过程和分娩的安全性更有保障。

其次，经济能力。不要攀比，避免陷入经济窘迫困境。经济能力好，可选择有口碑的私立医院；经济能力一般或没有基础疾病的准妈妈们可以选择妇幼保健院。妇幼保健院为妇女和儿童提供医疗服务，配套齐全，而且收费低廉。

最后，离家近。孕晚期，每周要进行一次产检，如果离家太远就会不方便。临近分娩会有急诊，路程太远可能会发生意外耽误生产。

# 协和医院营养科孕早期带量食谱（孕1月~孕3月）

**原则**

能量需求与孕前没有太大区别，但需要考虑早孕反应引起的进食和吸收障碍。

保证优质蛋白质的供应，均衡饮食，尤其关注维生素和矿物质的摄入，使用加碘盐。

放松心情，少食多餐（或及时饮食），尽量迎合孕妇的口味和喜好选择易于消化的食物。可以选择烤馒头、面包、苏打饼干等。

出现孕吐，采用生姜3片+红枣3颗+乌梅10粒煮水服用，有助于缓解孕吐。妊娠剧吐的患者应及时补充电解质，服用肠内营养制剂以补充营养。严重者应前往产科急诊就诊。

规律服用复合微量营养素补充剂。

**食谱举例**

身高：160~165厘米
体重：55~60公斤
劳动强度：轻体力
能量：1800千卡
谷薯类：225~250克
鱼禽肉蛋类：150~200克
蔬菜：500克
乳制品：150~200克
水果：100~200克
坚果：25克
植物油：25克

## 推荐食谱 1

早餐：标准切片面包 2 片 + 纯牛奶 250 毫升 + 煮鸡蛋 1 个

加餐：核桃仁 2 个 + 姜枣乌梅茶 200 毫升

午餐：米饭 1 平碗（中等大小的碗，大米生重 100 克）+ 清蒸鲈鱼 200 克 + 素炒双花（西兰花 125 克，菜花 125 克，干木耳 5 朵）+ 海带紫菜汤 100 毫升（海带 50 克，紫菜 3 克）

加餐：香蕉 1 根（约 200 克）

晚餐：蒸山药 200 克 + 玉米面饼 100 克（玉米面粉 50~70 克）+ 芹菜炒肉丝（芹菜 200 克 + 猪里脊 50 克）

加餐：苏打饼干 3~5 片

## 推荐食谱 2

早餐：菠菜面条（菠菜 150 克 + 小麦粉 75 克）+ 鹌鹑蛋 6 个

加餐：腰果仁一小把 + 无糖酸梅汤 150 毫升

午餐：二米饭 1 平碗（大米、小米各 50 克）+ 白灼大虾（8 只，约 200 克）+ 蚝油生菜 250 克 + 大麦茶 100 毫升（大麦 20 克）

加餐：无糖酸奶 100 克 + 中等大小猕猴桃 1 个

晚餐：西葫芦糊塌子（面粉 75 克 + 西葫芦 100 克）+ 鹅肝西兰花（鹅肝 50 克 + 西兰花 5 朵）+ 凉拌木耳 100 克（水发木耳）

加餐：纯牛奶 150 毫升

# 我的育儿观

## 良好的家庭氛围是培养孩子的基础

我觉得现在很多的家长很焦虑，陪伴了，钱花了，孩子还没教育好，然后孩子还跟你各种对抗。我们说与其孩子上补习班，还不如家长上补习班。现在很多家长是需要被补课的。家长自己不求上进，自己不好好学习，成天会有这样那样的不良习惯，爸妈都不爱看书，孩子觉得你们在玩，让我看书，不公平！然后对待孩子又不知道怎么去教育，你怎么让你的孩子好呢？

我们要做有准备的父母，父母是要学习的，而且是要不断进步的。现在这个社会干什么都得有证，当记者要有采访证，当医生要考行医执照，当司机要考驾驶执照，就是当妈爸不需要考证。但是爸妈是最难当的，而且还不能退休。

我们家四个老人三个大学生，还有一位是小学老师，家里人对孩子的教育理念都特别好。我父亲非常诙谐幽默，家里总是其乐融融，从我记事起父母就没有红脸过。我们家住五楼，经常从一楼就能够听到我们家的欢歌笑语。我们

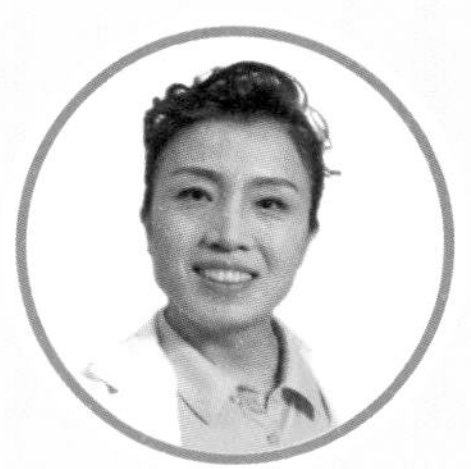

我妈经常说孩子是夸着长大的，你要表扬他，不断给他正能量，让他有充分的想自己更好的这种潜在的欲望。

我婆婆说你斜着眼看你的孩子就行了，你不能什么都替他操心，你保证他的安全就好，让他自己有空间去成长。

我公公说要耐心地等待他成长，你只要给他营造一个很丰富的环境，让他充分地接触不同的自然环境，观看与参与不同的演出等，加上家长也要努力做最好的自己，坚持读书。

这几位老人每个人都会有很多名言。

我特别主张做学习型的家长，因为你要了解孩子生长发育的规律，真正了解你的孩子，以及成长各个阶段可能会遇到的困惑。我们在抚养孩子的过程中读了好多专业的书，加上现在找专业的老师做人生规划、学业规划。我们家孩子从小注重体育和音乐，她的身体素质好。适当选择补习班，关键是提高学习效率。

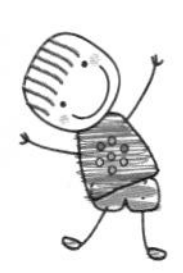

时间其实是非常宝贵的，对于孩子的兴趣班，在家庭经济条件允许的情况下，要找对好老师，上一对一或小班课。比如上 20 个人的游泳班，教练在每个孩子身上关注的时间是很有限的。孩子的时间花在这儿了，但得到的效果并不是特别好的。我们找教练，要咨询过来的人或者专业的教练，了解什么年纪学什么更合适。如果孩子特别小，家长去拔苗助长，可能会事倍功半；而合适的年龄去学，他可能就会更游刃有余一点。

我们孩子的游泳是小学一年级的暑假才开始学的，在之前她连洗淋浴都还哭，害怕水。我们找的私教是体育大学的硕士研究生，他学过儿童心理学，带过很多外国孩子，英语也很好，高高大大，特别帅气。我们是三个朋友一起找的一个私教。第一堂课讲的是安全，他让孩子换好了游泳设备，四个人围着泳池边在水里走了一圈，然后老师加三个孩子在水里面吐泡泡，做鬼脸，不知不觉地让孩子就融入到水中的世界了。那个假期我们就学会了三种泳姿，蛙泳、自由泳、仰泳，第二个假期蝶泳也学会了。再后来又学习速度练习、耐力练习、转身动作，还包括穿着衣服下去救人是怎样一种感觉等。因此，我们觉着让专业的人做专业的事情，包括孩子的培养。

另外对孩子也不要特别苛求，要基于孩子的能力，对孩子有适当的要求和期望。很多家长对于孩子的课程每天预习一遍，晚上再加一次课，然后孩子上课就不好好听了。很多家长送孩子上补习班送到崩溃！每个周末他们在不同的地点在外面等孩子好几个小时，完全没有自我。还有的家长每天要陪着孩子去读书，坐在孩子旁边，跟他好好读书，帮他检查作业。我们家的孩子从一年级开始，老师说作业让家长检查，我们都不负责检查。即便签了字，也从来不帮助她给作业改错。因为孩子从小要知道你做的事情自己要负责任，做错了就要承担打零蛋、打 30 分这个后果，让她自己对自己负责任。我们家孩子写作业不用看着，努力去学习，还挺让人放心的。

孩子都会寻找自己的幸福感，寻找自己的归宿，树立一个适合于自己的目标。如果他能够尽力做到最好的自己，做一个对社会有用的人，做一个每天开心、快乐的人，那就好了。并不是所有的人都一定要读到博士，去做高大上的工作。做一些平凡的工作也可以过上幸福的生活。

## 1. 准备活动

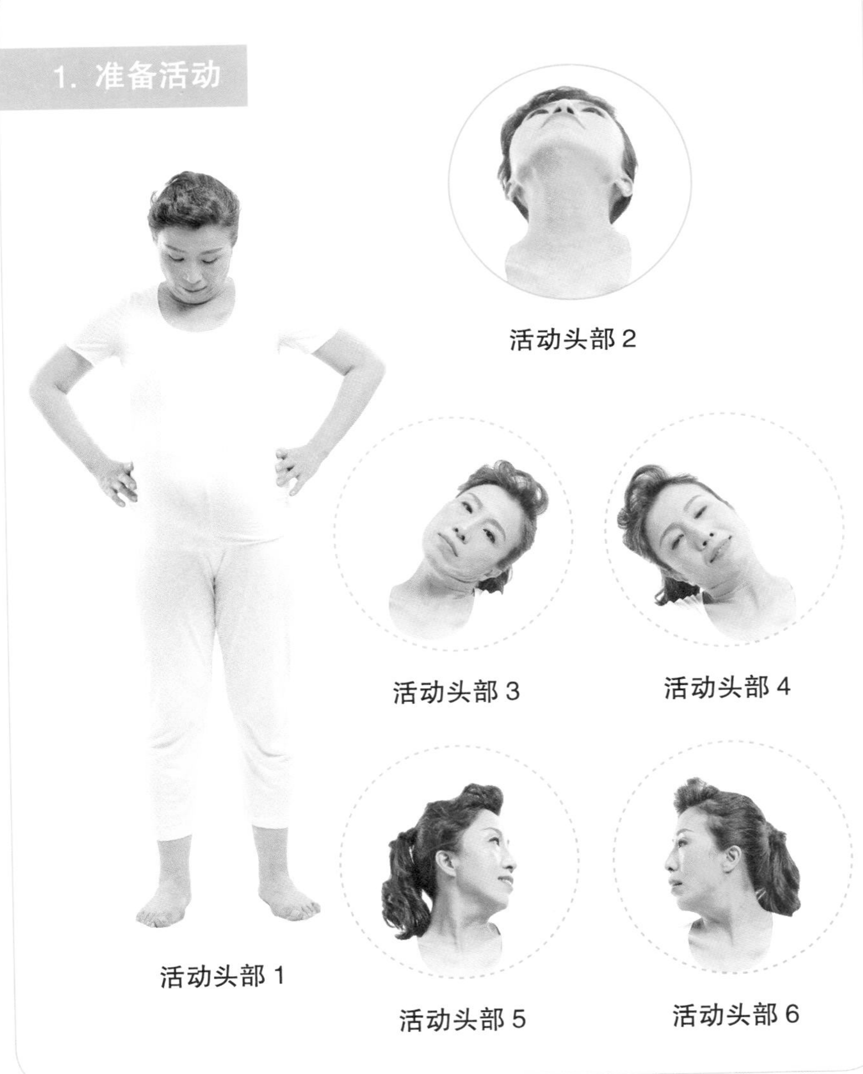

活动头部 1

活动头部 2

活动头部 3

活动头部 4

活动头部 5

活动头部 6

## 2. 瑜伽体式

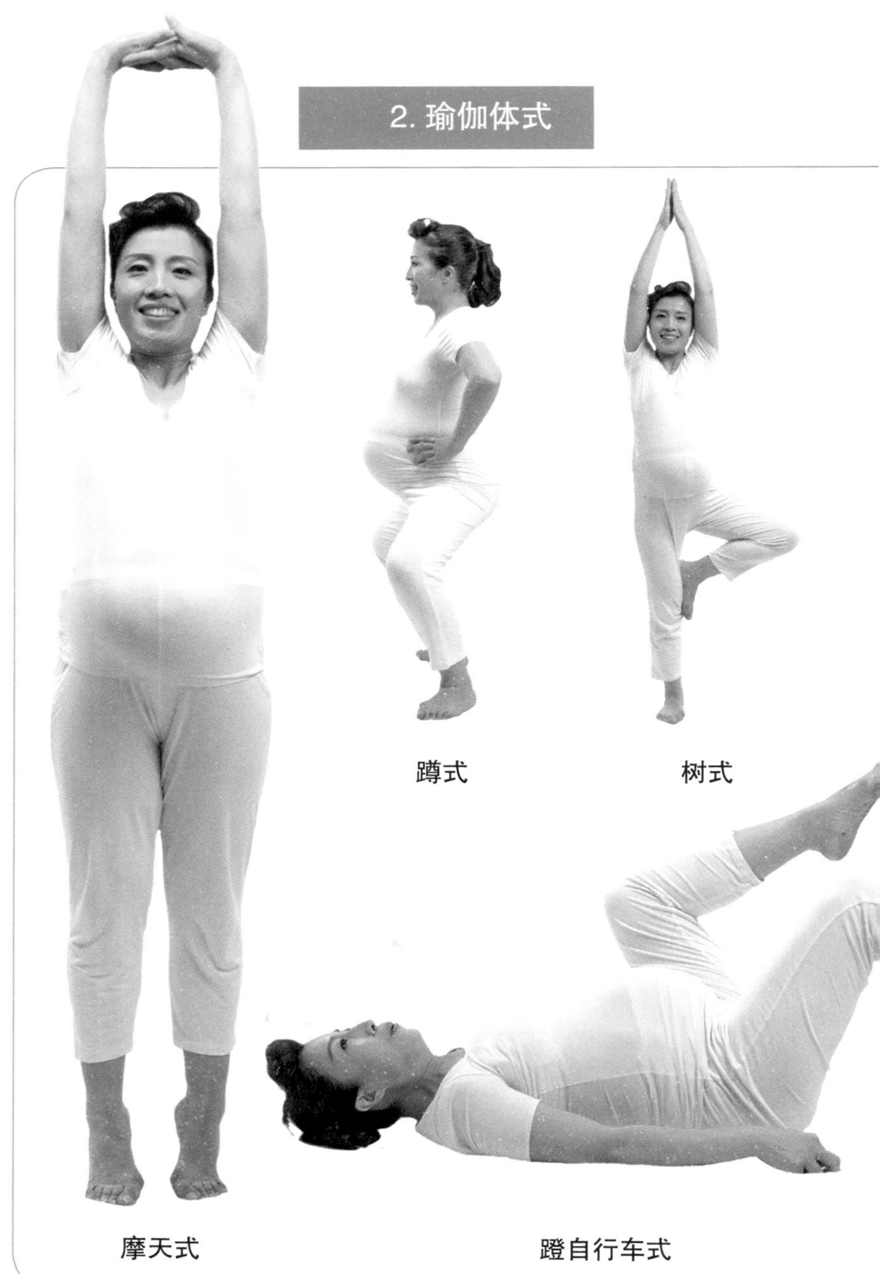

蹲式

树式

摩天式

蹬自行车式

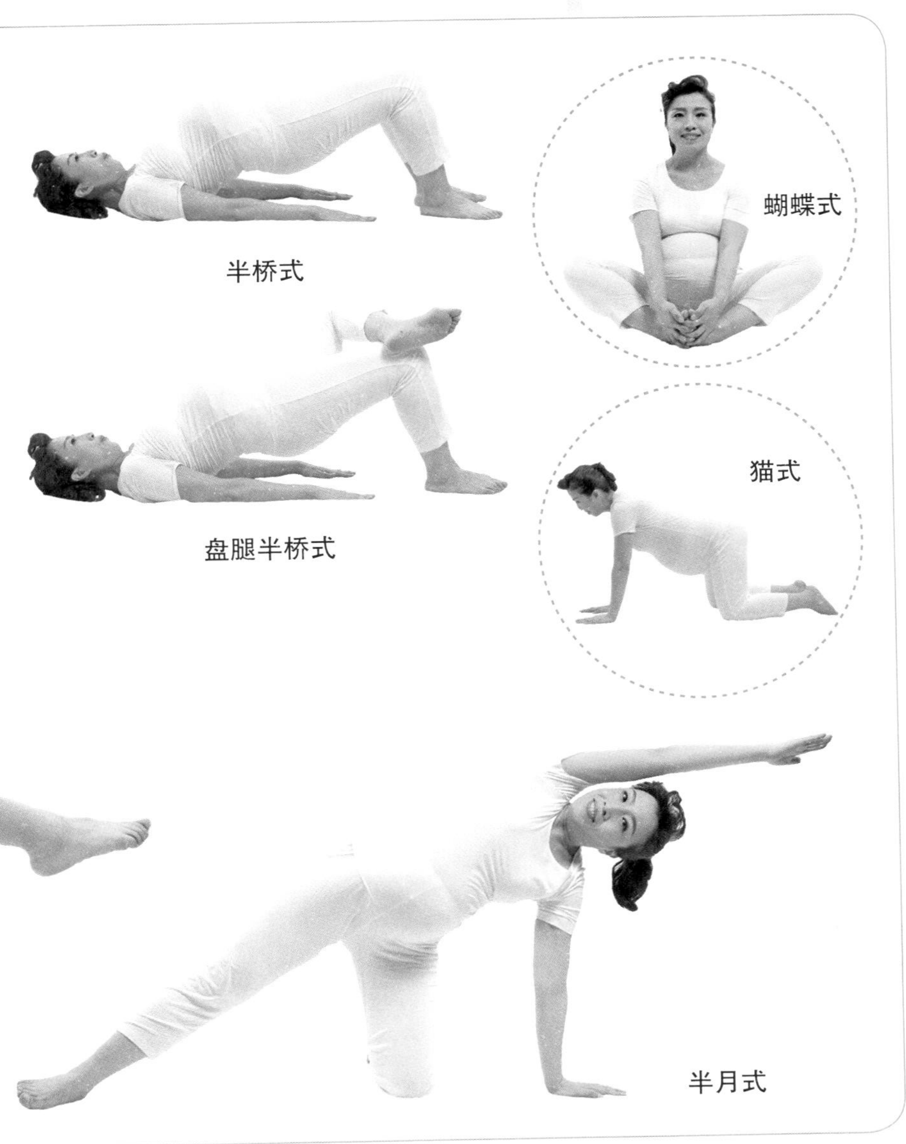
半桥式
蝴蝶式
盘腿半桥式
猫式
半月式

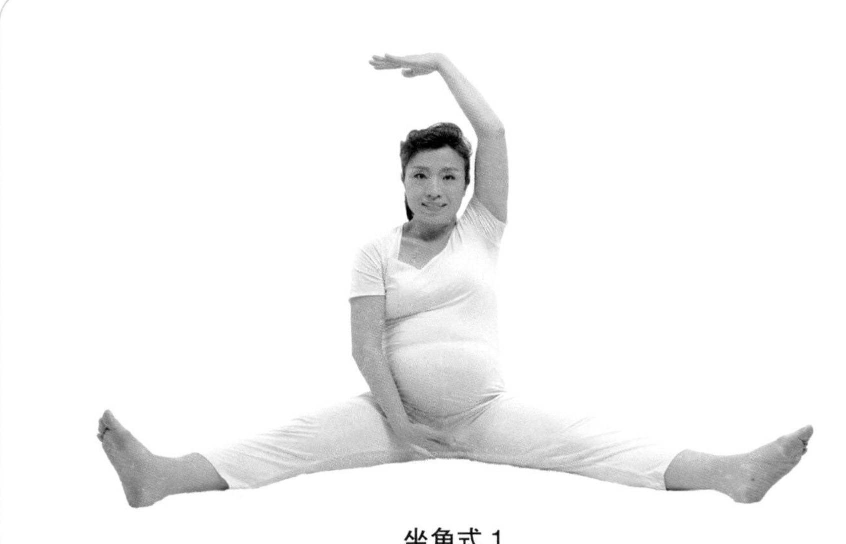

坐角式 1

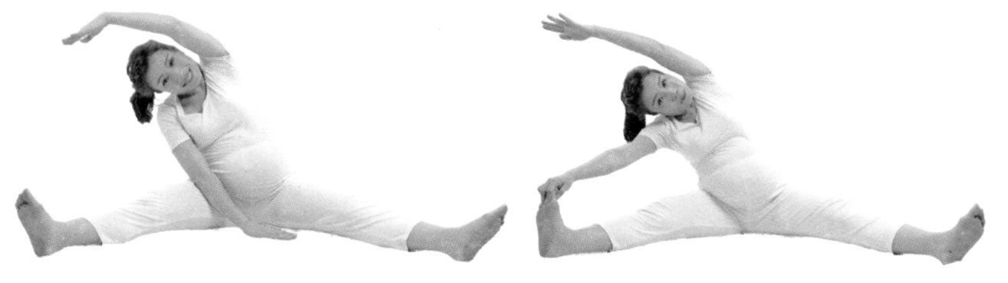

坐角式 2

坐角式 3

请扫描二维码，观看马大夫讲“自然受孕和试管婴儿”“孕期营养”

我第一次听到胎心是2016年母亲节那一天，做了B超发现我怀孕了，非常惊讶。我原以为我快绝经了，月经不来对我们这个年龄的人确实有各种的可能性。这个消息真的是母亲节一个非常好的礼物。我也特别感动有非常好的运气，作为43岁高龄还有可能自然受孕怀上健康的宝宝。

# 2 宝贝，你是妈妈“母亲节”最好的礼物

孕2月：5~8周

# 第2月

## 孕妈妈的变化

子宫：柠檬大小。

身体：由于荷尔蒙的作用，基础体温持续较高，身体发热，浑身乏力。有人开始出现妊娠反应，小便时间缩短，乳房发胀。孕妈妈腹部没有变化。

## 胎宝宝的变化

胎重：约 1~4.0 克

胎长：1~3 厘米

四肢：骨骼处于软体状态。5 周时具有萌芽状态的手、脚和尾巴。7 周时，头、身体、手脚开始有区别，尾巴逐渐缩短。8 周末，用肉眼可分辨出头、身体和手足。

五官：眼睛、嘴巴、耳朵出现轮廓。鼻部膨起，外耳开始有小皱纹，人脸的模样基本形成。

系统：脑、脊髓、眼、听觉器官、心脏、胃肠、肝脏初具规模，内外生殖器从外表上还分辨不出性别。逐渐形成胎盘，脐带开始形成。

## 我的状态

白带增多、乳房增大。早孕反应不明显。

体重：58.5 千克

运动记录：瑜伽

心情手记：激动

产检笔记：通过 B 超检查观察胎囊和胎心搏动。

**小知识：早孕反应**

大部分妈妈会头晕、乏力、嗜睡、流涎、恶心、呕吐、喜欢酸味食物、厌油腻。早孕反应由轻到重，一般持续两个月左右。

## 豆豆的状态

豆豆长到了葡萄大小，手脚看上去就像两个可爱的小短桨，小心脏开始跳动。而且豆豆的听觉器官已经开始发育，神经系统也已初步形成。

## 孕妈妈的状态手记

体重：　　　　千克

血糖：　　　　毫摩尔 / 升

血压：　　　　毫米汞柱

运动记录：

心情手记：

产检笔记：

## 孕2月，我的产检项目单

### 一般检查

量体重，量血压，尿检，腹部超声波检查。

### 血液检查

①血常规，血型检查；②肝功能，肾功能，血糖值检查；③甲状腺功能及抗体；④梅毒血清反应检查，HBs抗原检查，HCV抗体检查，HIV（艾滋病）检查。

### 高龄增加项目

尿碘，血清碘，维生素D，血清叶酸，维生素$B_{12}$，铁蛋白，糖化白蛋白，胰岛素水平。

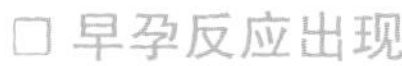

## 医生妈妈的叮嘱

**在已完成的事情前划√**

□ 到医院确认是否怀孕

□ 早孕反应出现

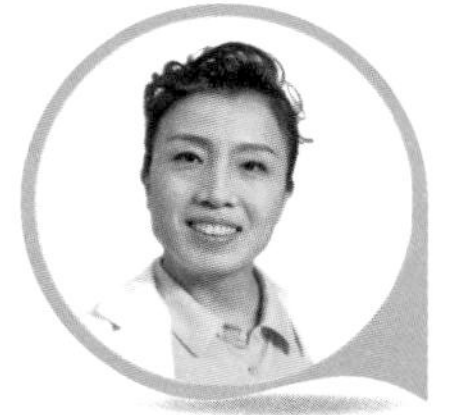

早孕反应开始变得强烈起来，早孕反应会造成孕妈妈食欲下降。

□ 提防先兆流产

孕2月是胚胎发育最关键的时刻，容易流产。避免激烈运动和性生活；应在大夫的指导下接受X线检查或者服药。

## 神奇的早孕经历

我的末次月经是3月9号，第一次知道怀孕是5月8号。当时，我想自己是不是绝经了呢？然后我说做个B超看看，我连尿都没查，竟发现有胎心了。我特别惊讶："哇，我咋还有这能力。"

然后我就像其他的孕妈妈一样，开始过电影，回忆自己做过的坏人坏事：

- 喝过酒，因为我们的世交生孩子。
- 中间更是每周都出差。
- 然后还有去了一趟维也纳，期间发生了一段特别有意思的插曲。

2016年4月25日至4月28日我赴维也纳参加全球产科医生领导力培训项目（GLOBE：Global Leadership in Obstetrics Excellence program），全球一共是有15个人，亚洲只有我一个人，基本上都是来自欧美国家。

因为都是国外给订的机票，国外订的旅行公司在国外接送。我很顺利地办完了所有的手续。电子机票显示4-25北京到维也纳的航班时间是0150，犯了想当然的错误，认为是下午一点五十，在上午出完门诊后，到达机场办理手续时才发现问题，因为去那儿就只有三天的培训时间，而同一次航班，如果再有第二次的话，就是4天之后。曾经一度想打退堂鼓，放弃这次学习的机会，我觉着是跟我写书有关，心态好了，以前遇到这种情况肯定是特别抱怨。我当时就想如何解决问题，经过跟先生沟通，朋友的帮忙，改成飞到法兰克福，再转机到维

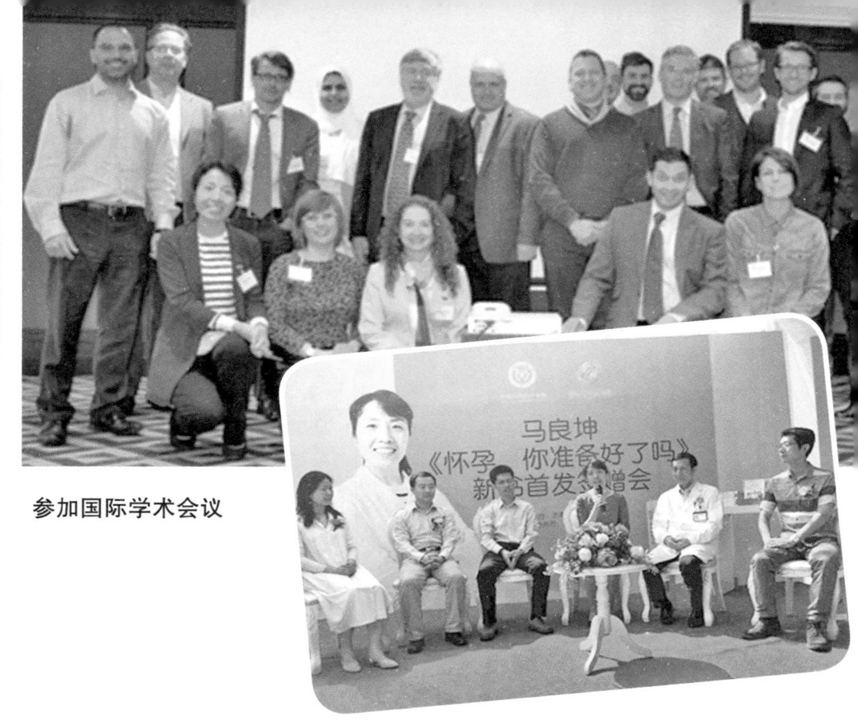


参加国际学术会议

参加《怀孕，你准备好了吗》新书发布会

也纳，到达维也纳时已是深夜，第二天加入了学习和培训，聆听国际大牌专家讲座，跟各国同道交流，在培训的最后一天是授课技巧培训，收获颇丰。

再后来就是2016年4月24日在济南参加《怀孕，你准备好了吗》的图书发布会，其实这时已经怀上了，就是啥也不知道。可能是身体素质好，我几乎没有出现早孕反应。

《怀孕，你准备好了吗》的新书发布会中，我一直感谢有机会组织这本书的编写，正是“予人玫瑰，手留余香”，在编写这本书的过程之中，我有机会认真地向各个专科的医生学习健康正确的心理、营养、运动、中医知识，并且转化成日常生活的实际行动之中，坚持下来，我的体重、身材和各项化验指标都改善很多，受益匪浅，也为怀孕打下了坚实的基础。

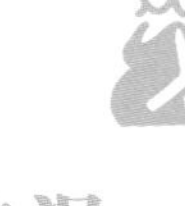

小知识：基础状态

基础状态是不吃不喝，不去上厕所，不说话，什么都不做，并且至少要休息8个小时，这才能够反映您的基础状态。

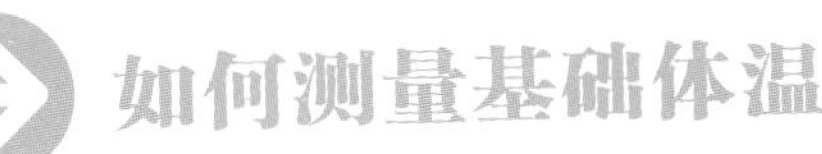

## 如何测量基础体温

测量基础体温，方法简便易行，自行在家即可测量，用于了解自己的排卵功能和情况。

为了保证测量结果的准确性，我们希望您在睡前把温度计甩好放在一个装有酒精的小瓶里，放置于床头。

早晨起来，在基础状态下把体温计放在舌头底下含5分钟，这样测量的体温是基础体温。我们要求您休息8个小时，睡觉的时间要足够，还有就是要保持基础状态，比如说喝口水、上个厕所、说说话，这些活动都会导致体温有波动。

另外就是要坚持，很多人坚持不了一个月连续测量基础体温。

最后，应该将记录好的基础体温给医生看，有的人自己在家会用软件，可能会有所了解，但是不如医生讲解分析来得准确到位，因为医生会结合您的病史，或者其他的检查，给您更合适的建议。

有关基础体温测量的常见误区，我们在临床中经常遇见一些女性通过测量基础体温了解排卵期，刻意安排性生活。“老公，我排卵了，你来吧。”就只在排卵期过性生活。因为大家都知道卵子、精子的生存期很短，认为排卵期同房才是有意义的，这种功利性的性生活会让您变得非常紧张。所以大家还是根据自己的情况，借助测量基础体温，大概了解一下自己的情况就可以了，如果您是有问题的，医生会根据您的情况来决定合适的监测排卵以及同房的措施和方法。

# 测量基础体温

基础体温曲线图是助孕神器，快来测测您的基础体温吧。

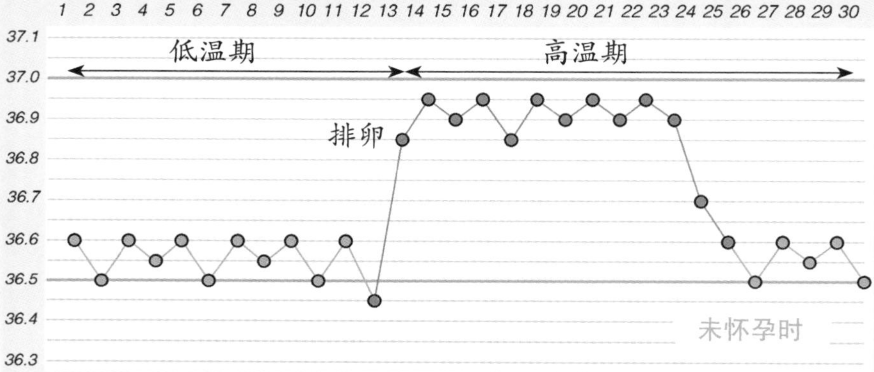

1 2 3 4 5 6 7 8 9 10 11 12 13 14 15 16 17 18 19 20 21 22 23 24 25 26 27 28 29 30

37.1 37.0 36.9 36.8 36.7 36.6 36.5 36.4 36.3

低温期

高温期

排卵

未怀孕时

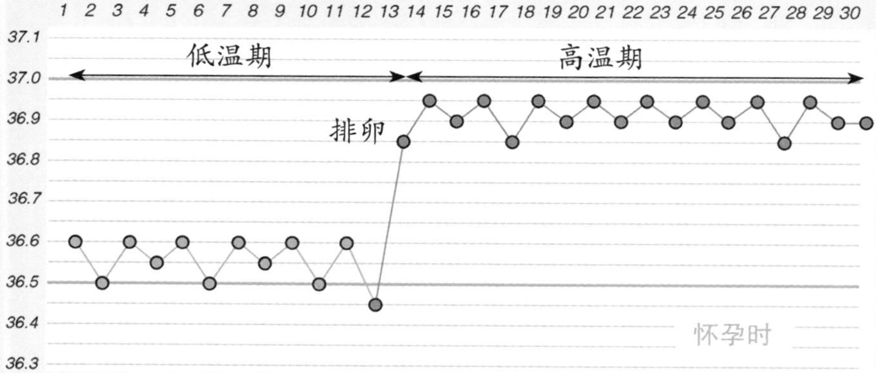

1 2 3 4 5 6 7 8 9 10 11 12 13 14 15 16 17 18 19 20 21 22 23 24 25 26 27 28 29 30

37.1 37.0 36.9 36.8 36.7 36.6 36.5 36.4 36.3

低温期

高温期

排卵

怀孕时

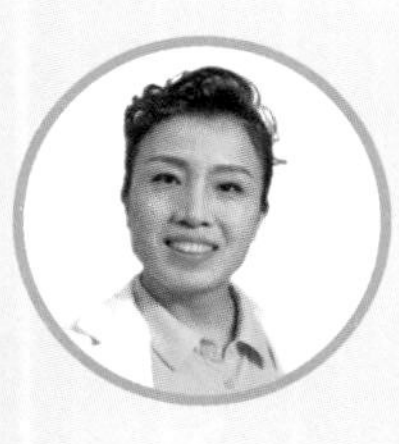

基础体温是人类仅需最低限度的能量，也就是人在睡眠时候的体温。对于女性而言，此次月经到下次月经期间的基础体温会有高低变化。因此，通过观察体温的变化，可以分辨女性是否正常排卵或者是否怀孕。一般排卵期的体温会升高 0.3~0.5 度。

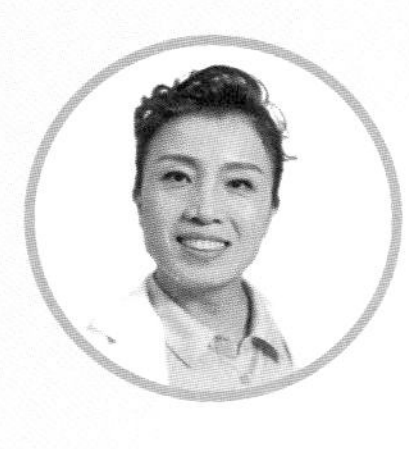

准妈妈的困惑

什么样的人需要检测基础体温呢?

马大夫科普

对于月经不规律，可能提前或者拖后，或者完全没谱的女性，在看病之前，应该要监测一下自己的基础体温，了解排卵状态。有的人想要怀孕，准备怀孕时也可以测基础体温，大概了解自己的排卵时间。当然这仅限于不容易紧张的人。因为有的人测了基础体温，安排排卵当天去同房，她会特别紧张，这个反倒会增加不孕的风险。

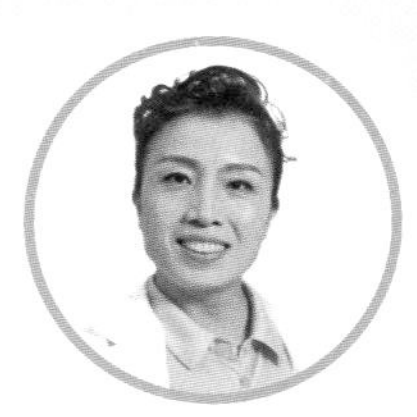

准妈妈的困惑

基础体温的测量工具是什么呢?

马大夫科普

基础体温传统的测量工具是水银体温计。我们将体温计放在舌头底下等 5 分钟，水银柱对应的数值便是测量的体温值。

现在还有电子体温计，电子体温计配有 APP。头一天晚上就放在腋下，晚上每隔几分钟，电子体温计就会监测您的体温，早晨会给出一个平均的状态，直接反映到您的手机程序里。它们配有自己的 APP。这些都是比较新型的工具，大家可以尝试了解和运用。

# 怀孕周期的推算

怀孕周期指的是从末次月经开始推算预产期。如果是月经规律的人，比如 28 天 ~30 天，那么您的预产期就是

**末次月经的月份 +9 或者 -3，日期 +7**

因为每个人的月经周期是不一定的，有时提前一周，有时错后一周。还有，每次排卵不一定是每个月同一天，有的时候因为心理紧张，可能会提前或错后。因此医生会根据您：

☞ 平时月经周期的状况。

☞ 最后一次性生活具体的时间（哪一天）。

☞ 第一次查尿 HCG 阳性的时间。

☞ 血 HCG 的变化。

☞ 早孕期超声宝宝的大小。

所有这些给医生的提示来判断您的预产期到底是什么时候。预产期是非常重要的，为什么呢？医生可以明确以下事项：

您是早产，还是过期产需要干预！

孩子是太大了，太小了，还是您的孕周不准。

大夫所做的一些检查，比如唐氏筛查，还有很重要的超声检查，都需要跟孕周相符。如果您的孕周开始就不清楚，或者推算得不明白，那么就可能对后面造成一系列的隐患和麻烦。

# 孕妈妈，请不要对 X 线检查谈虎色变

怀孕了，为了对宝宝的健康负责，很多孕妈妈都会提防身边各种各样的辐射伤害，在拍 X 线片的检查室门外我们都会看见“孕妇止步”的温馨提醒，这就是在保护孕妇，远离射线，避免伤害。X 线为什么会伤害到孕妈妈呢？

这是因为 X 线可以导致机体细胞功能、遗传结构发生改变。由于胎儿在生长发育过程中脆弱易感，若孕妈妈孕期接触的 X 线超过一定的量，就会对胎儿的生命安全造成威胁，流产、畸形、致癌都是可能产生的结果。但是孕妈妈也不必过度担心，因为孕前及孕期接受 X 线检查，并没有“一接触就伤害”那么可怕，我们不要谈虎色变。

准妈妈的困惑

孕期需要 X 线检查怎么办？

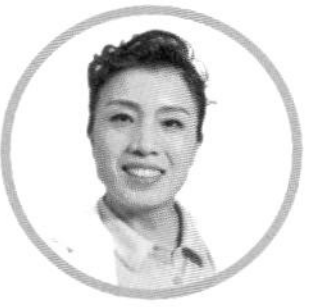

马大夫科普

如果身体出现疾病表现，需要进行 X 线检查，以下建议被认为是合理的：

- 单次检查不会对胎儿产生不良影响，可以放心去做。
- 常规牙科、四肢骨 X 线检查，照射剂量安全，不会对胎儿造成损伤。
- 若需进行多次检查或放射治疗，可咨询放射专科医生决定放射剂量，以减少伤害。
- 孕期因为疾病需要 X 线检查或治疗且无更佳替代时，不应担心辐射影响而拒绝检查。

## 1 伤不伤害，要看照射剂量

X线照射剂量大于100mGy（10rad）时，对胎儿的影响较为严重，可致流产、畸形、智力发育障碍等，但通常诊断性X线检查达不到该剂量，只要您不是去做钡剂灌肠、小肠连续成像之类的检查就没问题；小于50mGy（5rad）的射线一般不会对胎儿造成伤害，如果您不得不照X线片，这个剂量及以下是相对安全的。

## 2 伤不伤害，要看照哪

照射的部位不同，伤害也不同。通常胸部接受X线照射形成的伤害比骨盆及腹部来得大。拍胸片时孕妇可接受的照射剂量远低于拍骨盆正侧位X线片。相比于躯干，四肢的照射引起的不良反应较少。

各种检查方法中，辐射量X线片 <CT< 核医学检查，而B超和磁共振不存在电离辐射，因此孕期大可放心做B超检查。

## 3 伤不伤害，要看啥时候照

妊娠的不同阶段对X线辐射的易感性不同。

对于大于100mGy的X线

☞ 妊娠3~4周接触，可能发生流产，因为这时受精卵刚形成十分脆弱。

☞ 5~10周接触，可能引起畸形，因为这是胚胎各器官系统发育的关键阶段。

☞ 11~17周接触，可能会导致胎儿低智商甚至智障。

☞ 而妊娠18周以后接受诊断性X线检查，对胎儿暂无明确不良影响。

## 4 孕前3个月最好远离射线辐射

最好X线检查后3个月内不要怀孕。因为卵巢中卵泡的募集、增生、排卵，大概需要3个月的时间，精子的生长周期也是3个月，无论是男人还是女人，你的生殖系统都经历着三月一换的更新，所以安全起见，备孕前的3个月最好不要接触射线辐射。但如果接触后发现怀孕了怎么办？不紧张，自然选择会给你答案，如果是在停经后1个月内接触辐射，射线伤害是0或1，就是说，如果有影响，会流产，胚胎会被自然淘汰；反之，存活下来的胚胎就是正常健康的。

请扫描二维码，观看马大夫讲“先兆流产”

我经常会教育孕妈妈，因为很多孕妈妈是极其紧张的，我常说孩子是什么样的都已经定了，就像您种花一样养育您的孩子，种子是定了的。您给他的土壤是最关键的，您给他的是盐碱地还是丰厚的地，这个是您唯一能做到的。所以心态一定要放端正，一定要特别放松，平和、坦然地接受所有，接受所有包括好的和不好的可能性。我觉着孩子就是老天爷给您的礼物，好的您就接着，不好的没有缘分，那就以后再说。

# 3 虚惊一场的“孕早期出血”

孕 3 月：9~12 周

# 第3月

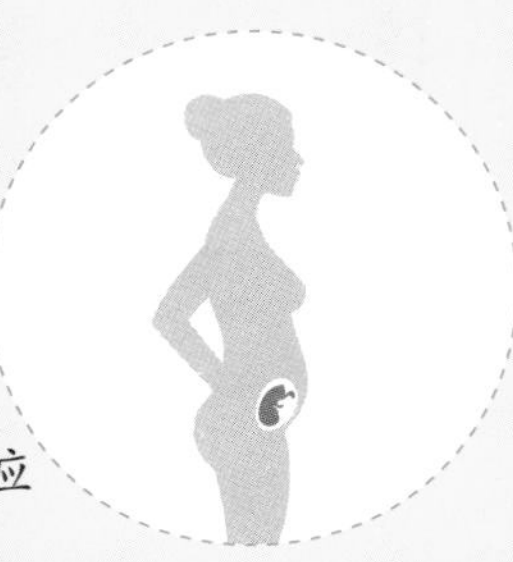

## 孕妈妈的变化

子宫：拳头大小。

身体：下腹部有压迫感，是妊娠反应最厉害的时期。

## 胎宝宝的变化

胎重：4~40 克

胎长：3~10 厘米

四肢：整个身体中头显得格外大，头约占身长的一半；尾巴完全消失；眼睛及手指、脚趾清晰可辨。四肢在羊水中已能自由活动，左右腿还可交替做屈伸动作，双手能伸向脸部。

五官：面颊、下颌、眼睑及耳廓已发育成形。

系统：自身形成了血液循环，肾脏、输尿管已经形成，可以排泄了。外生殖器分化完毕，可辨认出胎宝宝的性别。

我的状态

食欲开始增加，下降的体重逐渐回升。乳房开始长大，乳晕和乳头色素沉着更明显，颜色变黑。下腹部隆起不明显。

体重：59 千克

运动记录：瑜伽

心情手记：经历先兆流产，幸好没事，感恩。

产检笔记：去医院建立档案。

豆豆的状态

豆豆已经从胚胎长成胎儿啦！仅仅 70 多天的时间，豆豆已经初具人形了。这个月豆豆开始进行踢腿、吃手指、转身等活动啦！

孕妈妈的状态手记

体重：　　　　千克

血糖：　　　　毫摩尔 / 升

血压：　　　　毫米汞柱

运动记录：

心情手记：

产检笔记：

## 孕3月，我的产检项目单

- ♥ 问诊
- ♥ 量体重
- ♥ 量血压
- ♥ 尿检
- ♥ 腹部超声波检查 NT

## 医生妈妈碎碎念

### 初诊不能忽略的细节

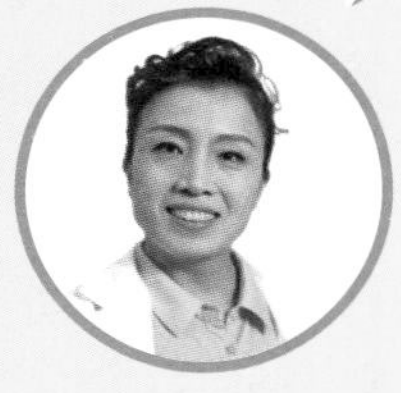

☞ 孕妈妈初诊必备物品

- 带上社保证明、现金。
- 坚持测量基础体温的孕妈妈，带上基础体温测量表。

☞ 大夫初诊时的问诊

- 确认最后一次月经的时间，同时计算出预产期。
- 询问结婚年龄、怀孕、流产、人工流产、分娩史等情况。
- 询问是否患有慢性病、妇科病等疾病史。

☞ 大夫初诊时的检查

- 内诊：测量子宫大小，检查产道是否异常。
- 尿检：检查尿液中是否存在反应怀孕状态的人绒毛膜促性腺激素。
- 超声波检查：检查是否有胎囊、胎心。

**医生妈妈的叮嘱** 在已完成的事情前划√

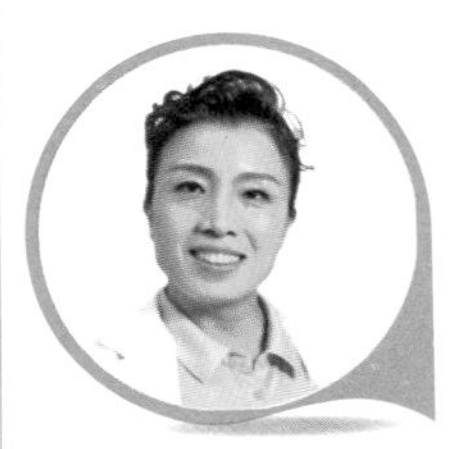

□ 去居住社区服务中心领取《母子健康档案》。

□ 去医院建立档案：接受初次产前检查，以后按医生要求做好定期检查。

□ 早孕反应达到高潮：这个月仍是容易流产的时期，还是妊娠反应最重的阶段，孕妈咪要做好心理准备。

## 可怕的“早孕期出血”

大家肯定很好奇，如果高龄的妇产科医生怀孕了会怎样。其实，我也会忐忑和担心。身为医生自然知道，高龄怀孕自然流产率高，43 岁怀孕意味着发生唐氏儿染色体异常的几率是 1/30，而普通人群是 1/800，您要是 26 岁是 1/1500；而且自然流产的比率是 1/8 到 1/10，这么高的风险，说不害怕一定是假的！

怀孕期间我负责产科病房的工作，当时遇到一个危重孕产妇的抢救，结束后感觉心力憔悴。第二天早晨上厕所看见了鲜红色的小血块，当时心里一沉：坏了，是不是流产了，是不是胚胎停育了！出血真的挺吓人的！

作为专科大夫，我当时第一反应就是必须做个 B 超看看。因为别的都没有用，像出血这种情况，什么间接的证据都不适用的。

还是正常上班，到医院后做了一次 B 超，超声显示宝宝发育很好，宫腔里也没有积血，这才放下心来。又复查了 HCG 和孕酮水平，还都正常，又没有腹痛，所以继续上班工作，不过会注意不要太劳累，太紧张。我没有补黄体酮，我向来不主张过度地去干预一个正常妊娠，好的就是你的，不好的就算了。

之后我去做了早孕期的全面检查，包括甲状腺，我的一些营养指标。由于都没有什么问题，我就纯顺其自然，正常上班，健康饮食，坚持运动，尽量不改变原来的生活模式。因为没有肚子疼，出血也不多，就继续怀下去。到贵州卫视采访那一天，竟然敢实况上电视，我觉着我也是够疯的，因为可能接受的就是一个噩耗，现在想想自己也挺有勇气的，这可能归功于自己的心态好。其实我也是间或担心着，但如果算一个减法，29/30 都没事，对吧？自己和胎宝宝如果能到现在都好，大多数应该是好的，有问题的毕竟是小概率事件。这个年纪，我觉着我做好自己可以做的就够了。

我经常在门诊看各种不良结局情况，更能知道妊娠的

插图说明 上：怀孕期间坚持为患者做手术

中：门诊接诊患者

下：我的产检单

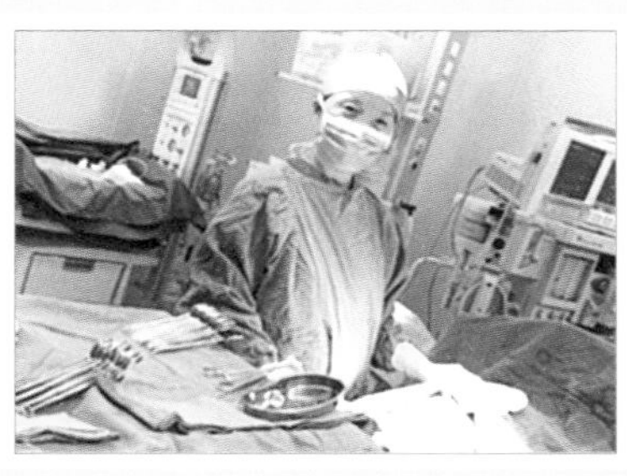

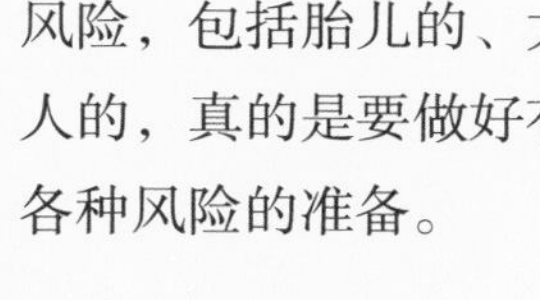

风险，包括胎儿的、大人的，真的是要做好有各种风险的准备。

我经常跟自己说：“其实，怀上的时候胎儿是什么样已经定了，我能做的，就是给孩子一个健康的成长环境，包括心情要非常的平和，非常愉悦。当面临各种各样的事情时，要不卑不亢、不骄不躁。”

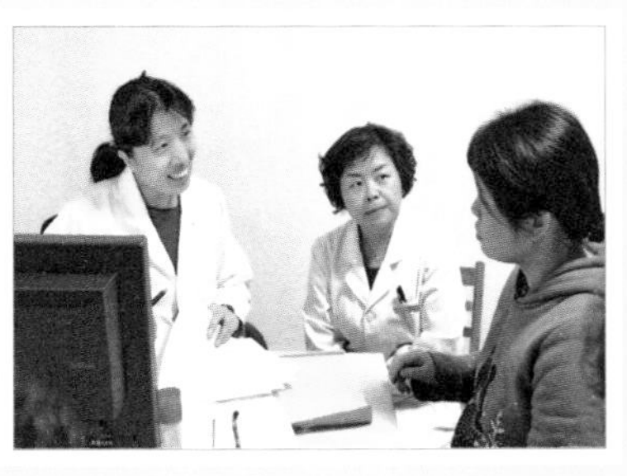

# 听马大夫讲先兆流产

孕妈妈在孕早期除了要应对各种妊娠反应外，还要担心各种意外情况。如果偶然发现自己阴道出血了，更是会坐立难安。虽然孕早期的阴道出血并不全是电视剧中那些“一流血就流产”的桥段。但是也需要孕妈妈重视起来！

教科书中的诊断是停经后阴道出血和腹痛。就是您确定怀孕了，并且明确不是宫外孕，在前三个月出现出血和肚子疼的症状。

## 1. 阴道少量出血情况

少量、短暂、无痛的阴道出血，且没有其他不适症状的情况下，准妈妈不必过度紧张。

造成这种情况的主要原因是受精卵着床。受精卵形成并到达子宫后，要植入子宫内膜，同时要把植入的那一部分变成胎盘，以便从母体获取营养。而在植入的过程中，就可能会导致子宫内膜血管破裂。

## 2. 孕早期阴道出血较多

出血量与每次月经量类似，但又与月经时间差别太大，需警惕是否为受精卵自然淘汰造成的流产。

孕妈妈如果在阴道出血的同时，还伴有下腹正中疼痛、腹部两侧疼痛等任何一种严重的腹痛，都要及时到医院就诊。

## 马大夫贴心提示：这种出血一般有以下几种情况

## 宫外孕

受精卵在宫腔外着床发育，最常见的位置是输卵管的部位，受精卵不断发育增大可能使输卵管破裂。一旦出血过多过久可能会出现休克，危及孕妈妈的生命。

只要有腹部痉挛或腹痛及阴道出血，就存在宫外孕的可能，此时孕妈妈应尽早就诊，以确定妊娠位置。

## 宫颈疾病

包括子宫颈糜烂、息肉、肿瘤等。在怀孕早期可见阴道血性分泌物或性交后出血，伴有白带增多。

这种情况下需要医生做妇科检查才能进一步明确，孕妈妈应在医生的指导下进行治疗。

## 先兆流产

阴道出血是先兆流产的最直接症状。引起阴道出血的原因是胚胎的绒毛从母体的子宫肌壁上剥离。在孕8周前，因为胚胎的绒毛发育不成熟，与母体联系不牢固，稀疏的绒毛很容易从母体剥离，导致阴道出血。

如果出血量多于月经量，孕妈妈要注意观察有没有组织物排出。如果有组织物排出，孕妈妈要注意保留样本并到医院做检查。

## 葡萄胎

这是一种滋养细胞肿瘤，在停经2~3个月或更长的时间内，出现阴道断续性出血，血中可发现水泡状物，多伴有子宫异常增大。

如果一旦确诊孕妈妈怀了葡萄胎，必须立即住院治疗，清除子宫内的异物。葡萄胎手术后的两年之内，要定期去医院检查。

葡萄胎处理后两年内不应再怀孕。避孕方法宜采用避孕套或阴道隔膜避孕。两年之后，大多数人是可以正常怀孕的。

遇到以上异常情况，孕妈妈首先要做的就是上医院找医生。医生会询问孕妈妈一些问题，并做相关的检查。另外，如果在阴道出血时伴有组织物排出，孕妈妈也一定要记得带上排出物，到医院进行检查。

现在有种误区就是过度关注黄体酮值。孕妈妈没有任何症状，单单根据黄体酮这个指标，过度积极地去治疗和干预。这个我认为是一个误区。

## 不要盲目用黄体酮针或药物保胎。

孕早期出现流产征兆，很多孕妈妈会打黄体酮针或吃黄体酮来保胎。孕妈妈首先必须要弄清楚到底是否是因为缺乏孕酮，如果确实属于黄体功能不足，可补充黄体酮直到孕妈妈胎盘功能形成为止。

孕妈妈要知道，在孕早期发生的流产，绝大多数都是因为受精卵本身有问题，所以一旦出现，孕妈妈们也不必太过慌张，要顺其自然。

### 准妈妈的困惑

如果出现孕早期出血，保胎的几率有多大呢？

### 马大夫科普

如果有胎芽胎心，那么绝大多数孩子是没问题的。

如果没有胎芽胎心，或者是妈妈本身有一些疾病没有诊断，没有处理好的话，那么自然流产的比率还是比较大的。我们说所有的妊娠大概有 1/8 到 1/10 会以自然流产为终结，也就是现在妈妈们特别害怕的胚胎停育。

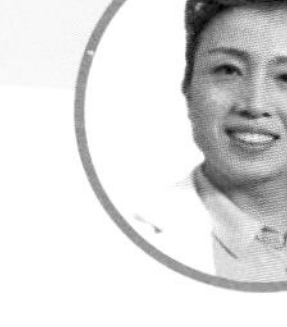

准妈妈的困惑

一般什么情况下孕妈妈应该前往医院就医呢?

马大夫科普

如果出血呈鲜红色，量比较多，肚子疼是一阵一阵的，是您觉着不能忍受的一种疼痛，您都应该到医院去做检查。

到医院做检查，医生会打开窥具看您的宫颈，有没有息肉、炎症，有没有宫颈打开、胎囊的脱出，医生还会做B超，看您有没有胎芽、胎心，很重要地排除宫外孕破裂、大出血。医生会根据您的实际情况，来决定下一步的处理方案。

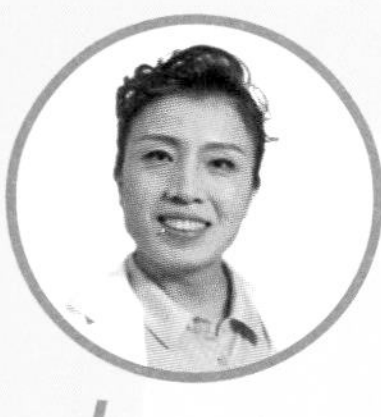

## 马大夫贴心话

先兆流产，应该如何做?

妈妈一旦遇到先兆出血，应先观察一下自己的出血和腹痛的情况。如果出血多、腹痛重，您要记住留取掉下来的东西，尽快到医院检查。

大夫首先会为你除外宫外孕，如果是宫外孕，会尽快为你安排手术，因为宫外孕可引起致命性大出血。如果是胚胎停育，也要接受手术治疗。

如果胎心好，大夫还要除外宫颈局部的息肉、炎症等问题。有一点点出血，或者有一些下腹坠痛，黄体酮治疗是有效的。大夫还要为你排查甲减、高血糖等这些疾病的问题。

如果没有以上这些情况，不用绝对卧床。不过，你仍需要适度休息，精神轻松，可以去散散步，做做家务等。

# 孕吐！不“吐”不快

孕吐俗称害喜，它是准妈妈在怀孕初期一种十分常见的生理反应，50% 以上的孕妈妈会出现孕期呕吐现象。孕吐的发生可能和妊娠期免疫反应、激素水平变化有关。在孕早期，孕妈妈的身体仍处于妊娠适应阶段，8~9 周孕吐会较为严重，13~14 周之后可逐渐缓解。针对这烦人的孕吐我们该怎么做？

## 1 远离呕吐源

人类的呕吐行为是一种保护性的神经反射，当胃肠道遇到伤害就可能会“忘情”一吐来清除威胁。我们不会无缘无故地吐，什么东西会让你吐，我们就要远离这样的“呕吐源”。

在这些“呕吐源”中最常见的莫过于脂肪，我们最好选择低脂肪的食物，并且富含糖、蛋白质以保证能量供应，鱼、虾、瘦肉、豆腐等都是很好的选择。

同时需注意食物烹饪的方法，煎炒油炸不推荐，蒸炖煮为宜，这样也能促进消化吸收。

这里还要提醒孕妇家人一句：知道家里的孕妈妈吃什么会吐，就要尽量将这样的东西收好，因为有的时候反应过度，闻着味儿甚至看见样子都有可能会引发呕吐。

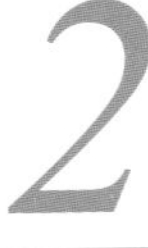

## 常让维生素 $B_6$ 来帮忙

☞ 维生素 $B_6$ 具有良好的镇吐效果，2013 年美国食品药品管理局（FDA）认定维生素 $B_6$ 为孕吐治疗的合法药物。

☞ 如果孕吐忍不了，可以问问产科大夫能不能给您开维生素 $B_6$，孕期复合维生素补充剂也要天天记得吃。

☞ 同时还要多吃鸡肉、鱼肉、鸡蛋、豆类这些富含维生素 $B_6$ 的物，以“吃”治“吐”。

## 3 止吐于恶心时

☞ 觉得恶心了，不要坐以待毙，马上采取方法防止呕吐发生。

☞ 我们可以闻一闻橙子、柠檬、薄荷的气味抑制恶心感，或者生姜切片冲一杯姜茶喝，可缓解胃肠的不适反应。

☞ 如果来不及，可以含点姜糖或者话梅，也有一定的效果。

## 4 喝水要有讲究

☞ 最好在两餐之间喝水，不可在正餐时短时间内大量饮水，胃内容物的迅速增多可能会引起恶心呕吐。

☞ 喝水时也要少量多次，在嘴中含一会儿后咽下会让您的肠胃更舒服。

☞ 如果呕吐频繁，使用含有钠、钾、葡萄糖的功能型饮料，补充流失的电解质。

## 5 经常运动

☞ 运动促进肠胃蠕动，增强食欲，利于排气排便，让我们身心放松，有助于转移对恶心呕吐的注意力。

☞ 在呕吐而郁闷的日子里，不妨和家人多去遛弯，散步，排排胃，散散心。

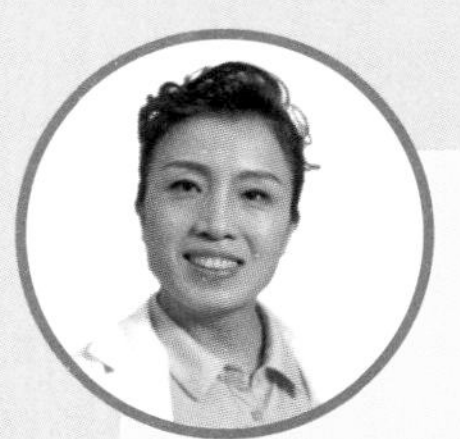

## 马大夫贴心话

### 认识孕吐

孕吐算得上是大自然给予我们的一种幸福的烦恼。孕吐通常代表着一种健康的妊娠状态，国外有研究表明会吐的孕妈妈流产率较低。如果你恰巧是那个没有孕吐反应的妈妈也不要过度担心，并不代表宝宝会有问题！好好体验孕期的一切，那些大大小小的烦心事儿都是一种挑战，看看你是不是能担当起生命孕育的重量！

这里要提醒各位孕妈妈：以上方法均是轻度孕吐的应对方法，如出现较为严重的呕吐情况，最好及时就医。

### 准妈妈的困惑

恶心反胃、食欲下降造成孕妈妈心烦意乱、偏食厌食、吃了就吐，这样会不会影响到宝宝呢？

### 马大夫科普

如果呕吐频繁（>3 次 / 天），且伴有体重下降或是出现剧烈呕吐，就可能会引发营养不良、酮症酸中毒、脱水、低钾等并发症，威胁宝宝和妈妈的健康，需要及时就医。

常见的轻度呕吐属于正常孕期生理现象，轻度呕吐不会导致营养流失，也不会影响到宝宝发育，因为孕早期胎儿处于胚胎发育阶段，所需要的营养并不是那么多。如果孕吐阶段过去后体重较前有所上升，那就完全不必有这方面的担心。

请扫描二维码，观看马大夫讲“如何和大宝交流”

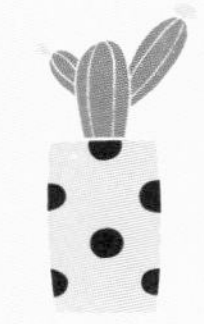

我们在第12周明确了二宝没有问题，于是开了一次家庭会议。我们还是比较正式地跟大女儿通知了这件事情。要跟孩子说，我的心里也很忐忑。因为孩子的同学都说：“生完老二你就从天堂到地狱了，你爸你妈再也不理你了，你就完了”。在通知大女儿这件事情前我也去咨询了心理医学的专家，看看如何能够让大女儿更平缓地得到这个消息，家里不至于发生硝烟和战争。

# 4 二宝来了，我与大宝的温柔对话

孕4月：13~16周

# 第4月

## 孕妈妈的变化

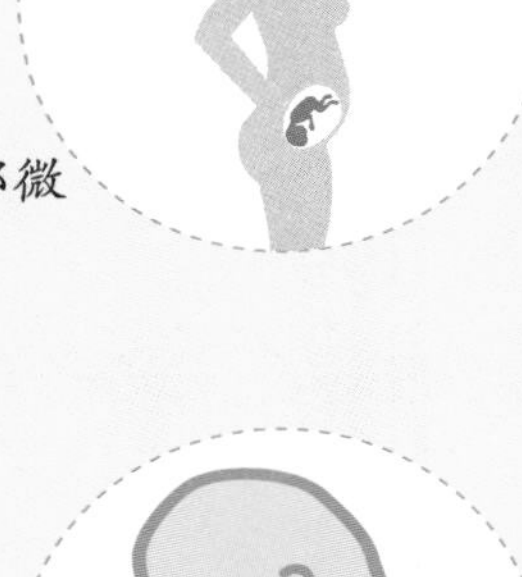

子宫：小孩头部大小。

身体：子宫长大到肚脐下部，腹部微微突起，但还不是很明显。

## 胎宝宝的变化

胎重：40~160 克

胎长：10~18 厘米

四肢：胎宝宝的手脚稍微能活动。

五官：头渐渐伸直，脸部已有了人的轮廓和外形，还长出一层薄薄的胎毛，头发也开始长出；下颌骨、面颊骨、鼻梁骨等开始形成，耳廓伸长；20 颗乳牙迅速增加。

系统：皮肤逐渐变厚不再透明。听觉器官基本完善，对声音刺激开始有反应。

### 我的状态

由于14周左右胎盘形成，流产的可能性大大降低。豆豆在我的肚里健康成长，我的身体和心情舒爽多了。拍了第一组孕妇照，争取产后依旧美美的。

体重：60.5千克

运动记录：瑜伽

心情手记：关键的NT超声测量，检查正常！万岁！喜极而泣，离抱孩子的日子不远了；告诉老大我怀二胎的事情，忐忑；姐姐的琴声是最美的胎教音乐，幸福。

产检笔记：这个月重点是要做NT。

### 豆豆的状态

豆豆的身体在迅速成长，腹部与母体联结时脐带开始成形，可以进行营养与代谢废物的交换。以妊娠第四个月起，豆豆对光线已经非常敏感了。产检时采用B超探测观察，豆豆会出现躲避反射，背过脸去，同时有睁眼、闭眼活动。

### 孕妈妈的状态手记

体重：　　　　千克

血糖：　　　　毫摩尔/升

血压：　　　　毫米汞柱

运动记录：

心情手记：

产检笔记：

## 孕4月，我的产检项目单

- 问诊
- 量体重
- 量血压
- 尿检
- 无创基因筛查（NIPT）

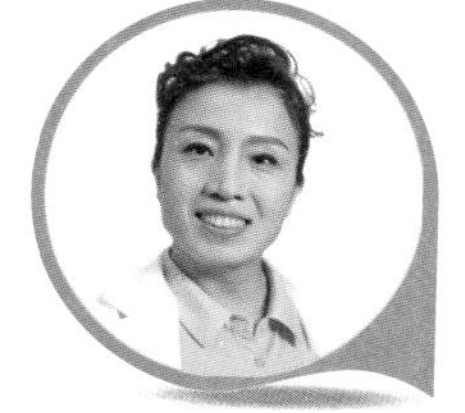

### 医生妈妈的叮嘱

在已完成的事情前划√

□ 注重孕期营养：从这个月开始，胎宝宝开始迅速生长发育，每天需要大量的营养素，孕妈妈应尽量满足胎儿及母体营养素存储的需要，避免营养不良或缺乏的影响。但同时要避免过多脂肪和过于精细的饮食。

□ 坚持规律产检：孕4月已经进入怀孕中期，由于子宫增大明显，孕妈妈的身体状况也会发生很大的变化，这时可能会出现一些特有的妊娠疾病，要注意预防。产检为4周1次。

## 我们是这样跟大宝沟通交流的

跟所有的父母一样，我们对于跟大宝说她将迎来自己的手足是非常担心的。因为现在网上会有很多消息说老大对老二多么的排斥，严重的以跳楼自杀威胁，或者是威胁妈妈去做流产。大宝周围的同学也有这种不良的反馈，比如说我们家生了老二，我就变成了一个什么样的地狱的生活等。孩子的周围一直是这种负面的信息，孩子在心里也是比较恐惧家里有新成员的。另外独生子女家庭的孩子毕竟是集万千宠爱于一身很多年了，她已经习惯了没有人去跟她争宠，没有人去跟她抢，现在要分担父母这样的一份爱，因此对于大宝要接纳二宝的担心还是有的。

我们家孩子是个好孩子，特别懂事，学习好，弹琴好，运动好，每天都很开心，经常当同学们的开心果，或者是知心伙伴，帮人家排忧解难。大宝抚养得不自私，个性很好。有这个先决条件，然后我还是咨询了专业的人，心理咨询的沈莉老师跟我强调了四条，一步二步三步四步。

心理学专家建议步骤如下：

**第一步**

谈谈对孩子的感受和爱，表达对孩子的欣赏和全部的爱，宝宝是妈妈这一生当中最杰出的作品，这种爱是永恒的，不会因环境、人的改变而改变，就宝宝的角度来说，是爸爸妈妈永恒的中心。

第二步

妈妈一直觉得将来爸妈百年之后，把你一个人留在世上，谁来代替爸妈来爱你呢？这一点只有血缘至亲才能做到，所以妈妈很渴望有人将来代替爸妈来爱你，一直陪伴你到未来。

第三步

告诉宝宝，妈妈帮你找到了能陪你的小伙伴，这个人就是你的弟弟或者妹妹，妈妈怀孕了，今天想跟你分享妈妈的喜悦。希望未来你们俩凡事有个商量，凡事有个最亲的人可以彼此照顾。宝宝，你觉得高兴吗？我知道或许你会感到失落，不管怎样，爸爸妈妈不会一直围着我一个人转了，其实不是，这一点妈妈保证，也希望宝宝你能表达自己的感受和看法。

第四步

就事论事，讨论一下宝宝的想法，认同她的感受，解除她的担心，比如二宝出生后她最担心的事之类。

所以就是这样跟孩子讲，老大尽管有不同意见，“我早就知道会这样”“我们同学都说不能要老二”，但最后还是接受了，说：“通知我一下就得了呗。”我觉着就是要掌握沟通的技巧，另外也是对家庭原来培养教育孩子方式的一个验证。

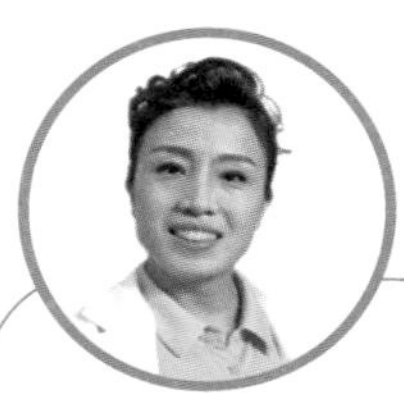

马大夫贴心话

认真对待孩子的感受

不管大宝的接受程度怎样，都要平和对待孩子的意见，好好安抚，给孩子时间去慢慢接受。

如果条件允许的话，就带着大宝一起去做产检，让他听听胎心，增加一点切身体验；大一点的孩子主要是通过同学们和朋友们的传闻，听说有二宝之后被妈妈爸爸忽略的痛苦，有智慧的父母这时一定要表明态度，妈妈爸爸对大宝的爱是不会改变的！

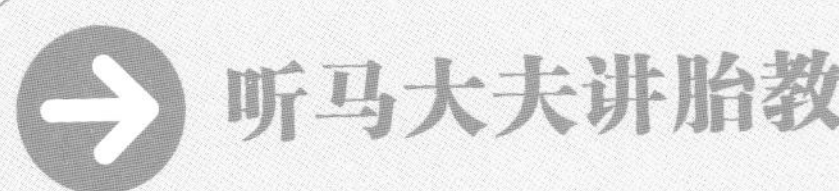

## 听马大夫讲胎教

心理学讲胎教有十条，我都背不下来。我认为胎教最重要的是要有爱，你要在一个浓郁、融洽、有爱的氛围中生活，你自己爱别人，别人爱你，你的心情会很好，这会对孩子是一个非常好的胎教。我们家大宝每天弹琴，然后我可以代表我们家老二去点曲子，这是我的胎教。剩下来的胎教还包括美学胎教、营养胎教、运动胎教等，不过我最推荐的还是简单易行的语言胎教。

语言胎教顾名思义就是通过语言沟通达到胎教目的，比如念念诗歌、讲讲故事、说说心事儿……怀孕的时候孕妈妈、准爸爸都应该多和胎宝宝说说话。

### 语言胎教让宝宝更优秀

语言胎教对胎宝宝的发育成长存在很多积极影响。接受过语言胎教的胎宝宝出生后视听反应更灵敏，语言及智力发育更优异。

这是因为外界的声音刺激会促进神经元树突增多、延长，丰富大脑神经网络，增大记忆容量，从而提高思维灵敏度。同时，爱和宝宝说话的孕妈妈在语言胎教的过程中可以使自己精神放松、心情愉悦，这样有利于胎儿在稳定的母体内环境中健康地发育成长。

### 不要错失语言胎教的最佳时机

怀孕 5 个月后就可以开始语言胎教了！根据胎儿听觉中枢的发育情况，孕 13~26 周轴突发育成熟，听觉传导形成。

孕 26 周前后神经细胞逐渐发育成熟，胎宝宝就可以听到声音了。所以我们可以从 5 个月开始在音乐胎教的基础上进行语言胎教，6 个半月后加强语言胎教。

## 语言胎教具体该怎么做呢？

### 要叫名字 1

先给孩子起个名字（若不知道男女，以中性名字为宜），沟通时最好用小名儿呼唤他，这样可以增强宝宝对声音的反应性，还能让爸爸妈妈有一种沟通的真实感。

### 拉着准爸爸一起聊 3

语言胎教一定不能没有准爸的参与，胎宝宝最喜欢爸爸的声音了。相关实验表明声音可以通过人体组织，且低频波更容易透过。男性低沉浑厚的声音能很好地穿过腹壁，及时到达宝宝的耳边。

因此中低频调的声音是胎宝宝听到最多最熟悉的声音，也是他们最喜欢的声音。所以，准爸爸一定要承担好孕期语言胎教的工作，有时间的时候就多和宝宝说说话，之后把耳朵贴在妈妈的肚子上听听宝宝会回答你些什么吧？这样妈妈心里也会觉得很开心呢。

### 从零开始 2

一上来就给宝宝讲唐诗三百首？十万个为什么？宝宝内心是拒绝的！我们要根据胎儿的发育状态慢慢增加语言胎教的内容。5 个月的时候起个名字时常呼唤就差不多了，6 个月开始可以加入日常用语。如“你好，早上好，再见，晚安”等，多次反复，帮助宝宝加深印象。在此基础上可以渐渐加入童话、诗歌等较为复杂的内容。

其实在胎教故事让人眼花缭乱的当下，你一定不能忘记孩儿爸、孩儿妈的故事会让宝宝觉得更有意思，因为你会讲得更真切更动情，如果你不知道该讲哪本故事书上的故事，不如就和宝宝说说你今天遇见的人，经历的事儿吧。

4 说到这儿，有些孕妈开始语言胎教了，翻开书照着字念了起来……且慢，这样可不行，没有讲述感，没有情感融入，这就是在对着肚皮“弹琴”，宝宝可能就听睡着了。

在进行语言胎教的时候我们要注意语言讲解的视觉化，尽量让故事内容在自己的脑海中上演，要把宝宝当做自己的知心听众，要有一种带着宝宝一起去经历故事情节的感觉，切忌照着书本念出故事。

同时我们讲话的声音要尽量动听、亲切、甜美，一字一句中要注入自己的感情，用自己的情感带动孩子的情感，一起进入情景相生的绝妙意境。

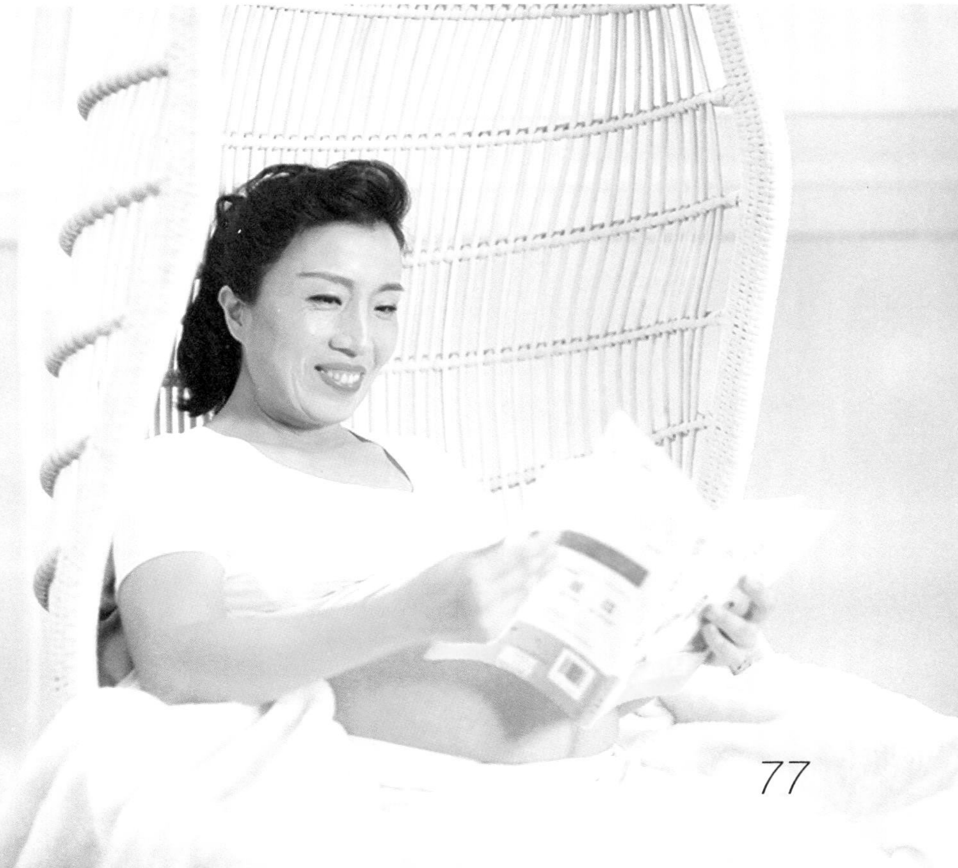

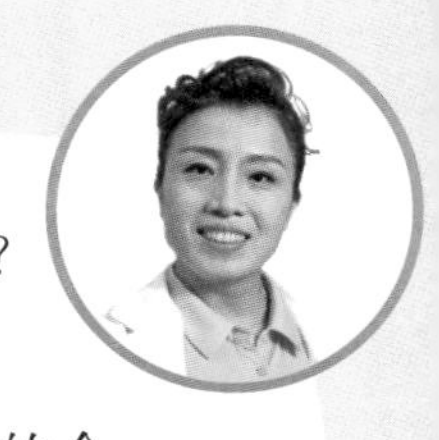

准妈妈的困惑

胎教真的有作用吗？胎教的核心理念是什么？

马大夫科普

我认为是有作用的。孕妈妈做到身心的合一，身心的健康，一定是有好处的。现在网上传同样年龄锻炼和不锻炼的区别，你去管理，你去讲究你的营养，你每天心情是开心的，幸福都是写在脸上的，对你的身体一定是有好处的，对你的宝宝也一定是有好处的。胎教的核心理念是保持健康。

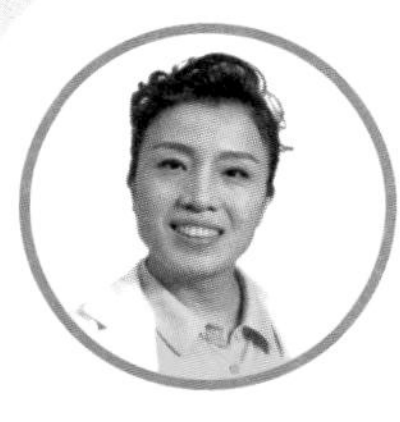

准妈妈的困惑

市面上很多的胎教项目，孕妈妈们都有选择的困难，如何选择适合的胎教项目？

马大夫科普

要看各人实际的情况。有的孕妈妈上班很忙，从早忙到晚，只有周末有时间，那么就可以上一些孕妇学校、孕妇培训机构；有一些孕妈妈很闲，每天都有充分的时间，那么就可以寻找自己喜欢的娱乐活动，比如说听听音乐、自己弹弹琴、读读书、做做运动、做做编织等。只要能够舒缓孕妈妈的心情，觉着生活过得美美的，日子过得甜甜的，就是好的胎教。

# 孕妈小腹阵痛，可能是这个原因

这里说的孕妈妈小腹疼痛不是便意来袭的预警性疼痛，而是下面这些疼痛情况：

肚子偶尔一抽一抽的疼痛，疼痛位置可左可右可中间。

一下子站起来之后，肚子就疼痛了。

突然哈哈大笑，下腹部突然锐痛。

这些都是圆韧带牵扯痛的表现，而疼痛常常出现在下腹部（一侧或双侧）、髋关节处以及腹股沟部位（大腿根部的斜行凹陷区域）。疼痛的感觉多为锐痛，痛感较强而持续时间较短（一般持续几分钟），就是孕妈所描述的那种“一抽一抽的痛”。

## 为什么会发生圆韧带牵扯痛？

其实圆韧带牵扯痛是身体适应妊娠状态的正常表现。随着妊娠期一天天过去，渐渐变大的子宫也让盆腔里的子宫韧带感到吃力费劲。圆韧带连接着子宫前壁至腹股沟、大阴唇前端，是使子宫保持前倾位的主要韧带。

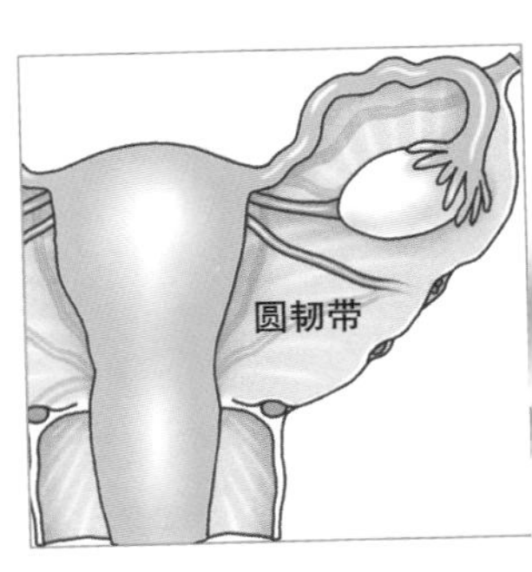


随着子宫的增大，牵拉的力量负荷逐渐增加，为了保持子宫在盆腔中中立前倾的姿势，韧带会适应性地延长，而当你运动时，比如坐着突然站起来，骨盆部位过度扭转，或者仰天大笑，咳嗽腹压增大时等，圆韧带可能就会被外力牵拉，从而让你产生疼痛的感觉。

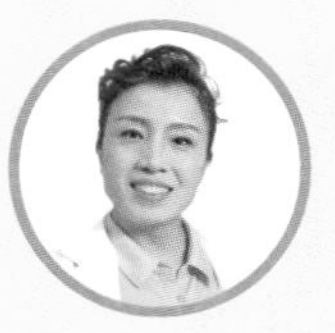

准妈妈的困惑

如何预防或缓解圆韧带牵扯痛？

马大夫科普

☞ 孕妈妈要缓慢改变自己的体位，最好不要一下子站起来或是一屁股坐下去，睡觉起床也要先侧身再坐起再站起，任何体位变化都要温柔小心，急脾气的孕妈妈更要多多注意。

☞ 想笑、想咳嗽、想打喷嚏的时候，可以稍微弯腰，以此来减少圆韧带的拉伸。

疼痛剧烈难忍，孕妈妈要及时去医院。

## 协和医院营养科孕中期带量食谱（孕4月～孕7月）

### 食谱举例

能量：2000 千卡

谷薯类：250~275 克

鱼禽肉蛋类：200 克

豆制品：100 克

蔬菜：500~750 克

乳制品：500 克

水果：100~200 克

坚果：25 克

植物油：25 克

### 原则

- 增加蛋白质的摄入，较孕早期增加 15 克 / 天。
- 矿物质和维生素的需要量增加，增加蔬菜、粗粮摄入量，保证水果的摄入，及时补钙、补铁，增加奶制品的摄入。
- 孕中期后早孕反应逐渐减轻，食欲恢复，要注意控制能量摄入，少吃甜食、零食、油炸膨化食物，防止体重增长过快。
- 坚持规律的餐后运动。

## 推荐食谱 1

早餐：纯牛奶 250 毫升 + 全麦面包 2 片 + 蒸鸡蛋羹 1 份（鸡蛋 1 个）

加餐：豆浆 200 毫升 + 大杏仁 5 粒

午餐：燕麦米饭（燕麦、大米各 50 克）+ 彩椒炒牛柳（彩椒 200 克，牛柳 100 克）+ 白菜豆腐汤（白菜 200 克，北豆腐 100 克）

加餐：牛油果汁 100 克 + 苏打饼干 2 片

晚餐：玉米发糕（玉米面、白面各 50 克）+ 香菇鸡肉煲（鸡肉 100 克 + 香菇 3 朵）+ 鸭血粉丝汤（鸭血 2 块 + 粉丝少量，不要放辣椒）

加餐：纯牛奶 150 毫升

## 推荐食谱 2

早餐：香菇鸡汤面（面条 60 克，香菇 5 朵）+ 蜂蜜果蔬沙拉（蜂蜜 15 毫升 + 蔬菜 100 克）

加餐：海苔 2 片 + 芝麻 1 勺

午餐：豆角焖面（面条 100 克，扁豆 200 克）+ 菠菜炒鸡蛋（菠菜 100 克 + 鸡蛋 1 个）+ 烤鳗鱼片 200 克 + 菌汤 100 毫升（金针菇 50 克、口蘑 50 克）

加餐：火龙果半个（约 200 克）+ 酸奶 200 毫升

晚餐：羊肝胡萝卜粥（羊肝 50 克 + 胡萝卜 100 克 + 大米 100 克）+ 清炒油麦菜（200 克）+ 凉拌内酯豆腐（内酯豆腐 100 克）

加餐：纯牛奶 250 毫升

## 1. 准备活动

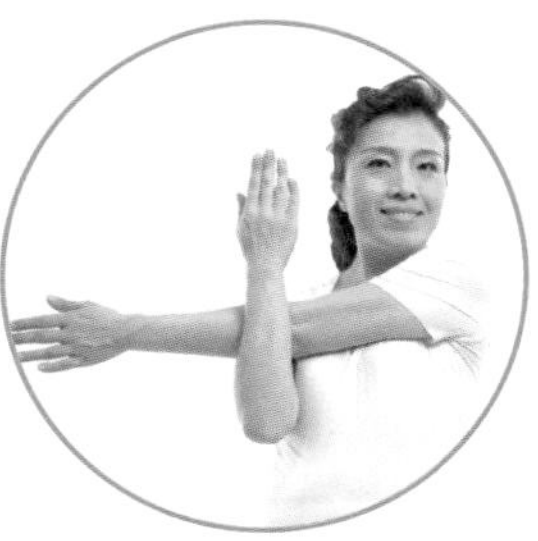

肩部伸展 1

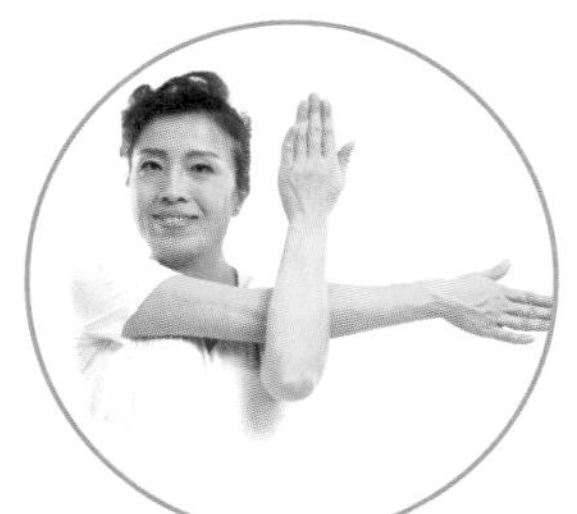

肩部伸展 2

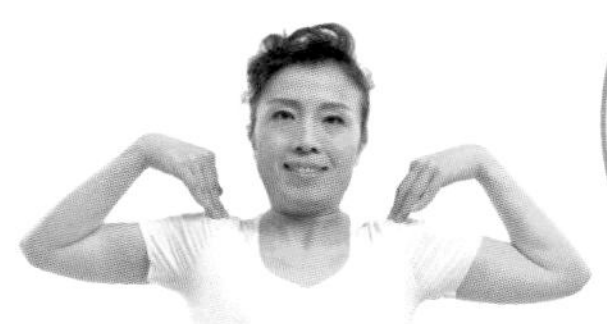

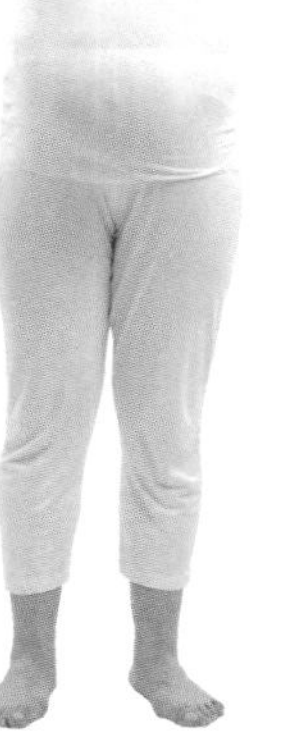

肩部 1

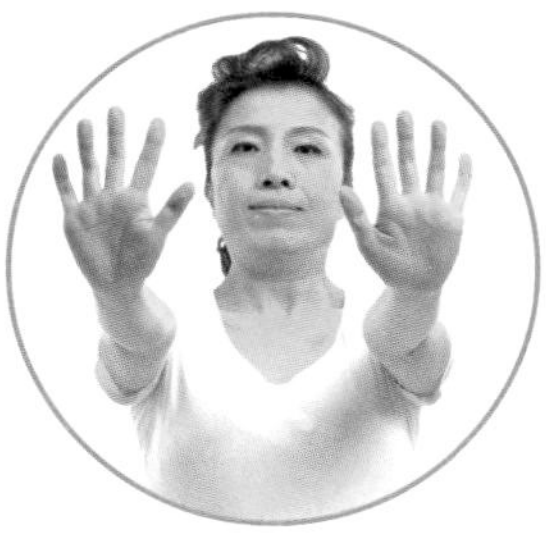

活动手掌 1

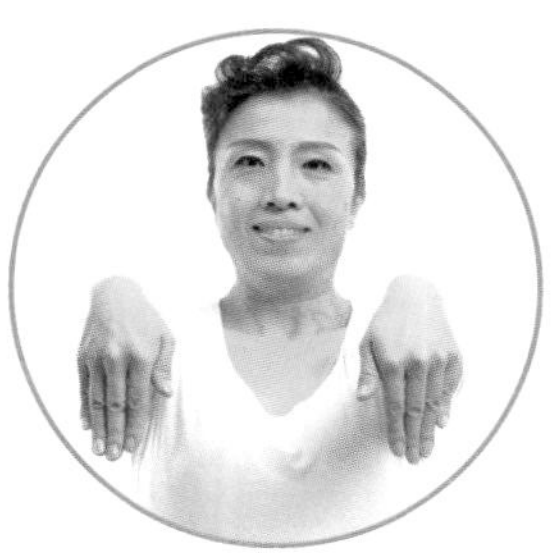

活动手掌 2

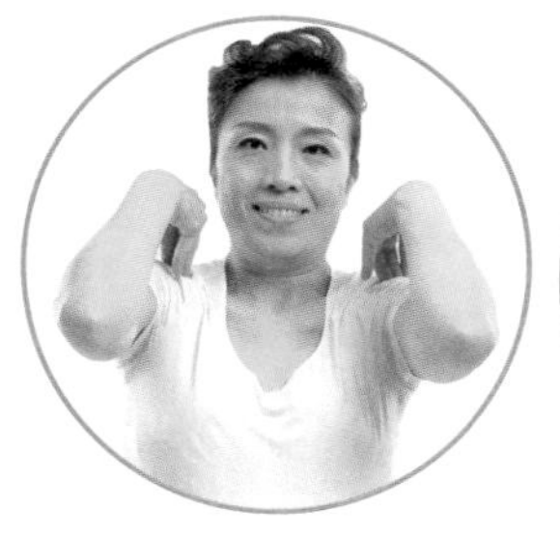

肩部 2

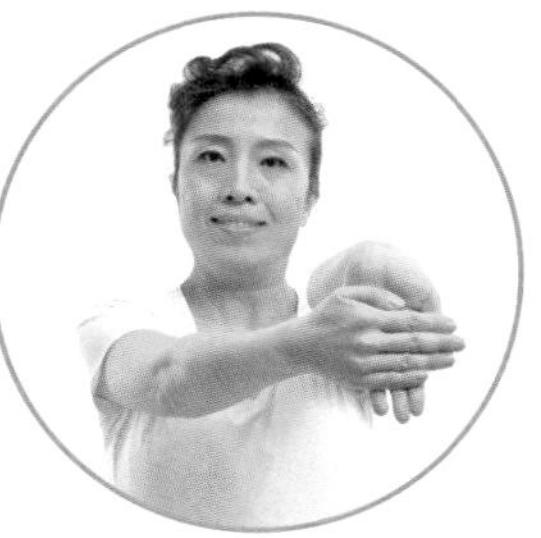

活动手掌 3

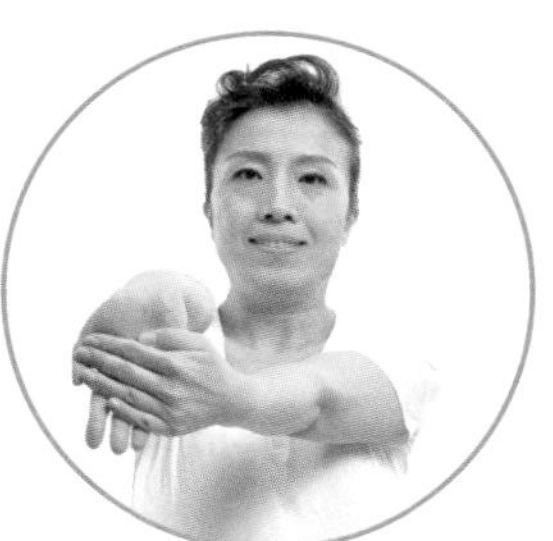

活动手掌 4

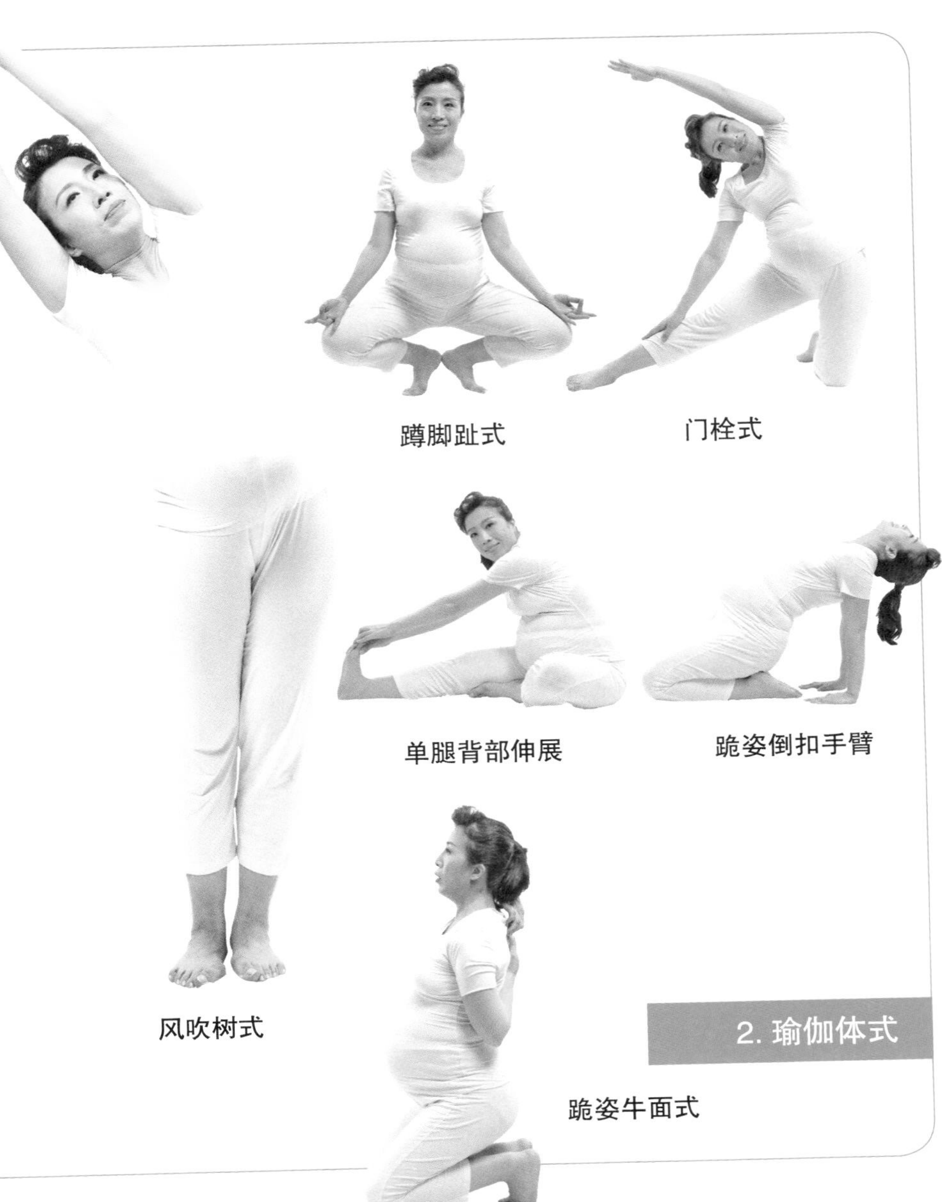

蹲脚趾式

门栓式

单腿背部伸展

跪姿倒扣手臂

风吹树式

## 2. 瑜伽体式

跪姿牛面式

Sport

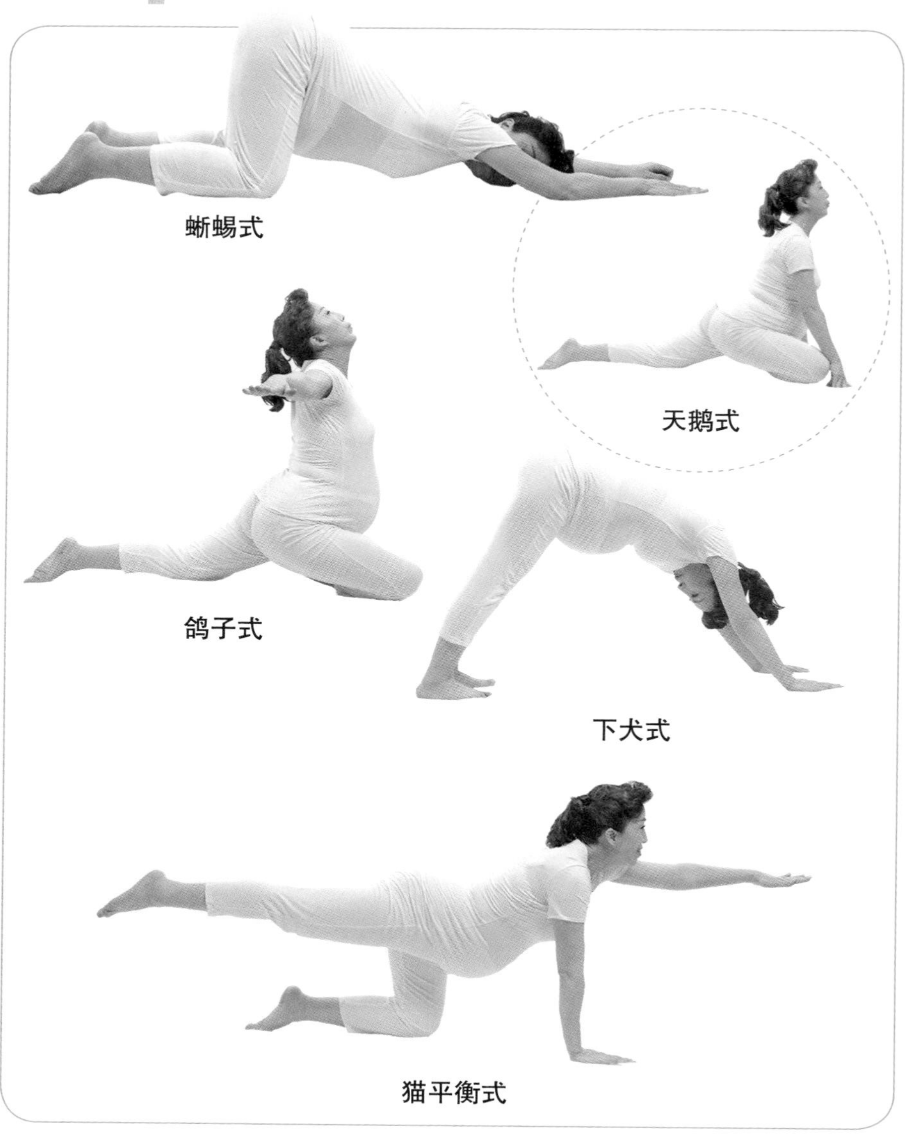

请扫描二维码，观看马大夫讲“孕期检查”“羊水穿刺”

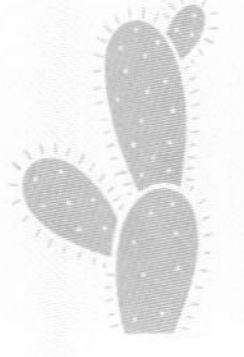

孕期检查是至关重要的，孕期检查是我们预防出生缺陷的重要关口，也是能够让母子平安非常重要的检查项目。产检不单单是做几个B超，抽几管血，通过不同时期不同项目的监测，我们可以了解母亲、孩子整体的状态，这都是非常关键和重要的。

# 5 我也是听话的孕妈妈，孕检样样不落下

孕5月：17~20周

# 第5月

## 孕妈妈的变化

子宫：成人头部大小。

身体：腹部隆起格外明显，形成孕妇体型。乳腺发达，乳房膨胀，乳头因色素沉着而颜色加深。孕妈妈会感觉到胎动。子宫在腹腔内慢慢增大，对膀胱的刺激症状随之减轻，所以尿频现象基本消失。

## 胎宝宝的变化

胎重：160~300 克

胎长：18~25 厘米

四肢：手指脚趾长出指甲，并呈现出隆起，胎宝宝还会用口舔尝吸吮拇指。

五官：胎儿的头已占全身长的 1/3，耳朵的入口张开；牙床开始形成；头发、眉毛齐备。

系统：皮肤半透明，皮下血管清晰可见；骨骼和肌肉也越来越结实。生殖器清晰可见。胎儿听力形成，能够吞咽羊水，肾脏能够制造尿液，感觉器官开始发展。

## 我的状态

我增加了 3.5 千克体重，臀部也因脂肪的增多而显得浑圆，从外形上开始显现出较丰满的样子。

体重：62.0 千克

运动记录：瑜伽

心情手记：6 月 30 日碰到各种不幸的孕妈妈的孕期结局，情绪低迷，努力打起精神。

7 月 20 日路遇瓢泼暴雨，告诉小豆豆妈妈要坚强，不会感冒的。

产检笔记：无创产前基因检测（NIPT），NIPT plus。召开家庭会议讨论是否羊穿。进行口腔检查，医生说没有问题。

## 豆豆的状态

此时的豆豆就像一个小小的“窃听者”，好奇地留意着外界的声音！

## 孕妈妈的状态手记

体重：　　千克

血糖：　　毫摩尔 / 升

血压：　　毫米汞柱

运动记录：

心情手记：

产检笔记：

## 孕5月，我的产检项目单

### 一般检查

问诊 量体重 量血压 尿检 腹部超声波检查 水肿检查

### 基因检查

为了决定是否羊穿，又补充做了无创基因筛查 plus（NIPT plus），就是在检测13，18，21染色体之外，还进行X，Y和三种微缺失检测。

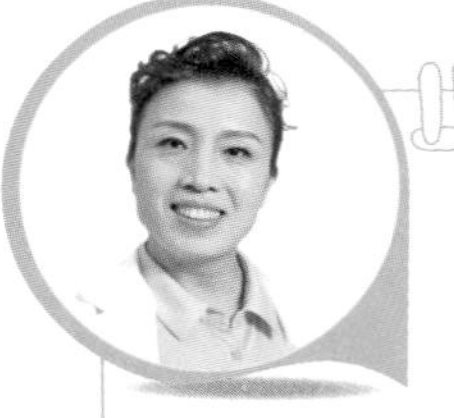

### 医生妈妈的叮嘱

在已完成的事情前划√

□ 注重行动安全：这个月孕妈妈的腹部更加隆起，进一步增加孕妈妈行动的困难，所以出行时要特别小心。

□ 注意胎儿宫内发育：这个月胎儿生长发育迅速，要留意胎宝宝的发育情况，防止发育迟缓。

□ 注意妊娠并发症：随着胎儿一天天长大，心脏、肾脏、肝脏等重要脏器的负担会越来越重，可能会出现异常现象，如妊娠高血压综合征、贫血等。特别是原本就有这些疾病的孕妇，更容易发生意外。

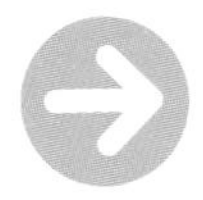

## 容易被忽略的备孕检查

我们建议怀孕前至少三个月，男方女方都要去医院做一套全面系统的检查，为怀孕做准备。因为在怀孕前您的卵子和老公的精子已经形成，夫妻双方的身体状态也已经确认了。当知道怀孕后才去做检查，就有可能漏发现一些疾病，比如说高血糖、甲状腺功能低下，或者一些比较少见的自身免疫病。如果没有发现这些情况，或者是没有控制好疾病，就可能处于两难的抉择，比如说能不能继续怀孕，能不能要这个宝宝，或者是对妈妈的身体健康到底有多大影响？等等。这些情况我们在临床上屡见不鲜，因此希望准备怀孕的年轻父母将事情做在前面，做一个全面的产前检查，对自己做一个很好的健康管理和评估，这对于保护孕妈妈和宝宝的健康都是非常重要的。

因为我的年纪偏大，还有我有糖尿病和高血压的家族史，所以我对待备孕检查比必查项目更多，更严格。

☞ 常规的血压血糖，肝肾功能，感染指标，病毒抗体，内分泌功能检查。

☞ 我还做了完善的营养评估，也就是评估了我的铁、叶酸、维生素 D、碘等水平，这样的检测能让我对自己心中有数。

☞ 我还做了糖耐量和胰岛素的检查，了解有无胰岛素抵抗，这样可以评估我现在的生活方式以及身体状态适不适合妊娠，或者适不适合在妊娠期间继续保持我现在的生活方式。

# 让孕期体检
## 为孕妈妈和宝宝保驾护航

怀孕都是有风险的，孕妈妈和胎儿都会有各种各样的情况，最坏的最好的都可能发生。妊娠10个月，孕妈妈虽然整日和胎宝宝在一起，但毕竟隔着一层肚皮，也不知道胎宝宝到底发育得好不好。产检是了解胎宝宝的最好途径。通过定期产检，准妈妈可以了解到胎宝宝的生长发育情况。

每一次产检我都不错过。当NT结果出来时，显示“一切正常”，我像其他孕妈妈一样，马上给老公打电话汇报情况，开心得像个孩子。此外，我还主动要求动态血糖监测，管住嘴迈开腿，控制孕期血糖水平。

### 为什么孕检非查不可？

孕期检查至关重要，是我们预防出生缺陷的非常重要的关口，也是让母子平安非常重要的检查项目。

#### 孕期检查可以了解孕妈妈本身的基础情况

□ 有没有常见的合并症或并发症，比如糖尿病、高血压、甲状腺疾病、自身免疫病、肝肾的疾病等。

□ 有没有子宫肌瘤、低置胎盘、骨盆的出口等问题。

#### 孕期检查可以了解宝宝的生长发育情况

□ 宝宝有没有畸形，染色体有无异常。

□ 有无生长发育的异常情况，比如过大，过小。

□ 他在胎里的位置以及评估适合他的分娩方式。

## 1 必查项目

孕期检查每一次必查的项目都包括测体重和量血压。

### 测量体重

每次孕期检查必测项目。可以间接检测胎儿的成长。如果准妈妈的体重增加过少，胎儿可能发育迟缓；如果准妈妈的体重增加过多，容易产生巨大儿。整个孕期体重增加约为12.5公斤，在孕晚期平均每周增加0.5公斤，当然，这只是个参考值，每个人会有差异。整个孕期的体重管理是很重要的。

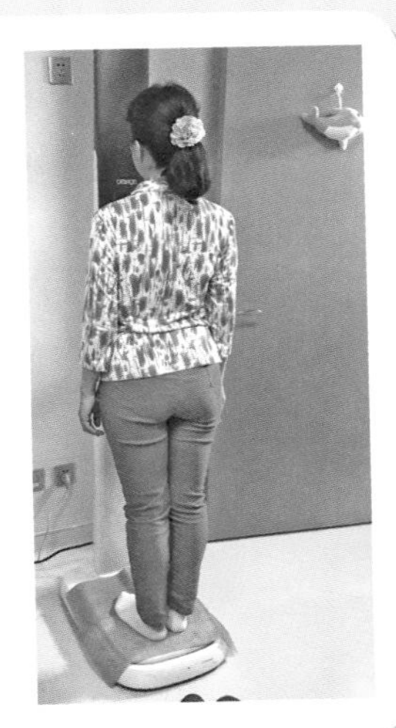

### 测量血压

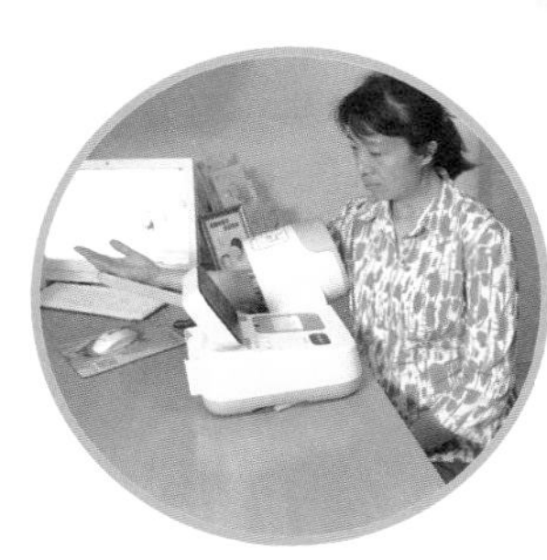

每次孕期检查必测项目。妊娠期高血压是比较常见的疾病，是导致妈妈和孩子出现问题的常见合并症，影响胎儿的发育成长。因此每次孕期检查，监测血压是非常关键的。孕期血压不应超过130/90毫米汞柱，或与基础血压（怀孕前的血压）相比增加不超过30/15毫米汞柱。

## 测量宫高、腹围

准妈妈做产前检查时每次都要测量宫高及腹围。测量宫高及腹围，估计胎儿宫内发育情况，同时根据宫高画妊娠图曲线以了解胎儿宫内发育情况，是否有发育迟缓或巨大儿。

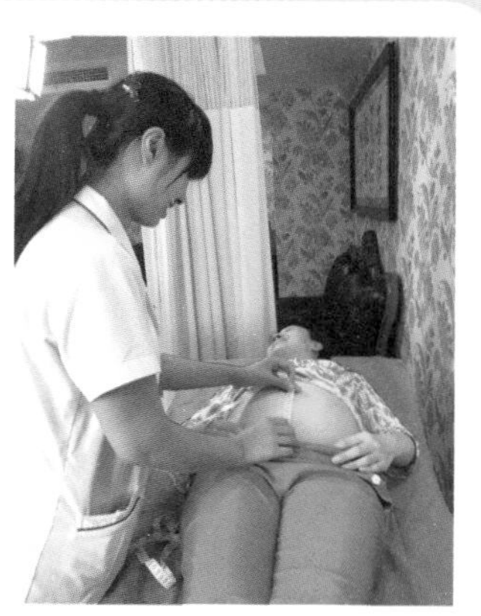

## 尿常规

每次检查尿常规的目的是检查尿液中是否有蛋白、糖及酮体，镜检红细胞和白细胞，尤其是蛋白的检测，可提示有无妊娠高血压等疾病的出现。以及有没有泌尿系感染。

## 血常规

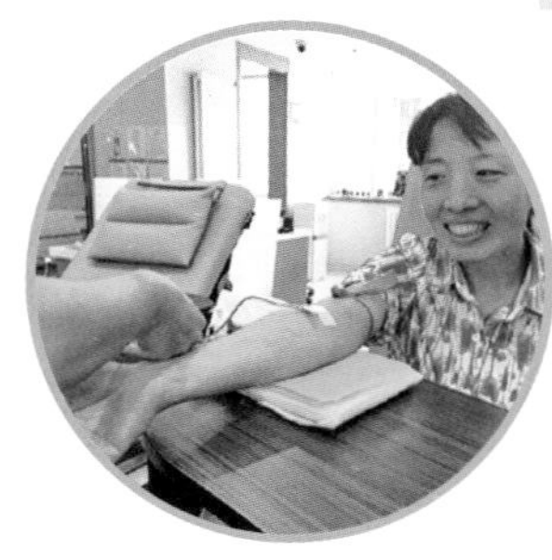

我们会经常地去查血常规是因为妊娠期贫血是非常常见的情况，妊娠期贫血会影响母婴的生活质量，以及宝宝将来的学习能力、智商等，因此间断地去检查血常规，为的是发现问题及时给予治疗。

## 浮肿检查

怀孕20~24周的孕妇如果出现下肢浮肿，指压时有明显凹陷，休息后浮肿不消退时，建议赶紧测量血压，因为在妊娠中后期不少孕妇会患妊娠高血压综合征（简称妊高征），其诊断标准是妊娠20周后血压超过130/90毫米汞柱，或血压较以前升高超过30/15毫米汞柱。

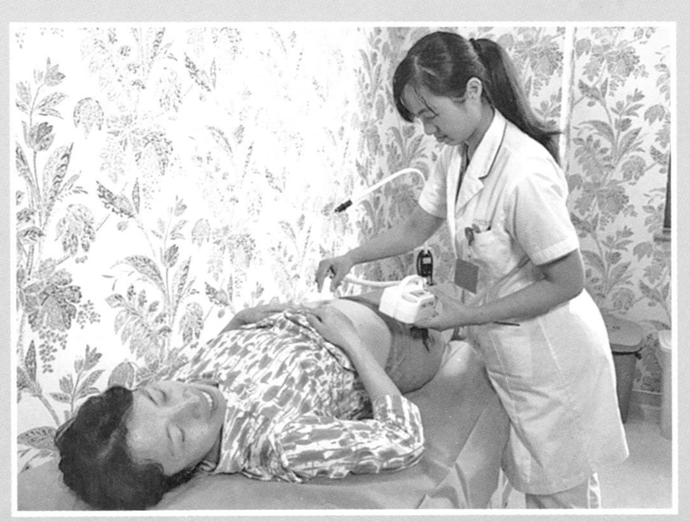

## 听胎心音

怀孕第12、13周时，已经能听到胎心音。听到胎心音即可表明腹中的胎儿为活胎，医生听到胎心的跳动后才会开出一系列化验单。正常范围：每分钟120~160次。

2

**重点 B 超项目**

不同时期的 B 超检查，代表的临床意义不一样。通常医生会要求孕妈妈在孕早、中、晚期各进行一次全面的 B 超检查，只要是诊断剂量的 B 超检查，对胎儿是没有影响的。

☞ 7~8 周：主要看有无胎心、胎芽，如果是双胎的话，判断一下双胎的性质，是单绒双羊还是双绒双羊，这对于后面的产检，以及一些合并症的发现具有非常重要的提示意义。

☞ 12 周：关键的 B 超 NT 检查。这个检查可以预测染色体是否异常。这个阶段能够发现一些出生缺陷。

☞ 22 周：我们叫排畸 B 超，这个时候能看到孩子基本的解剖结构，比如头颅、心脏、胃肠道、泌尿道、四肢等，主要目的是针对胎儿的重大畸形作筛检，如脑部异常（水脑、无脑）、四肢畸形、胎儿水肿等。另外，此时 B 超可得知胎儿的性别（我国严禁 B 超鉴定胎儿性别，医生是不会告诉准妈妈和准爸爸检查结果的）。

☞ 24 周：对于某些特别的孕妈妈，我们要做胎儿超声心动，主要是了解胎儿心脏局部的解剖结构，筛查胎宝宝是否有先天性心脏病。

☞ 32 周和 38 周：晚孕期我们分别在 32 周和 38 周做一次详细的 B 超，包括胎儿双顶径大小、胎儿的位置、胎盘功能分级、羊水量等。评估胎儿当时的体重以及发育状况，并预估胎儿至足月生产时的重量，为孕妈妈推荐适合的分娩方式作准备。

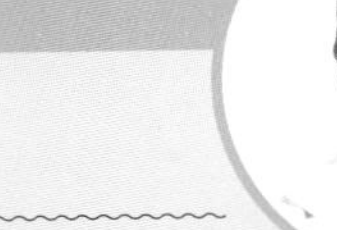

## 3 特殊检查

除了 B 超呢，我们还在有些孕周进行一些比较特别的检查。

☞ 24~28 周之间：会做一个糖耐量的检查，用于评估是否患有妊娠期糖尿病。

☞ 32 周之后：会安排胎心监护，主要是反映宫腔内宝宝的状况，有没有发生缺氧。如果妈妈是健康的，我们可能偶尔做一次，如果妈妈是患病的，我们做的会更加频繁。

☞ 37 周：临生之前，还会查阴道的清洁度，这个检查主要是评估阴道有没有感染，有没有可能会影响宝宝，导致宝宝出生之后发生败血症，或者严重感染等这些状态。

## 4 高龄妈妈孕检必杀技

### 葡萄糖耐量的筛查

还有一些高龄孕妈妈尤其要注意的情况是，比如您上一胎就有妊娠糖尿病，生了巨大儿，家里有糖尿病的家族史，我们建议在早孕期就做葡萄糖耐量的筛查，为了早一点发现您有没有糖耐量异常，或者妊娠糖尿病，早一点控制饮食，为宝宝正常的生长发育以及预防畸形，都有非常大的帮助。

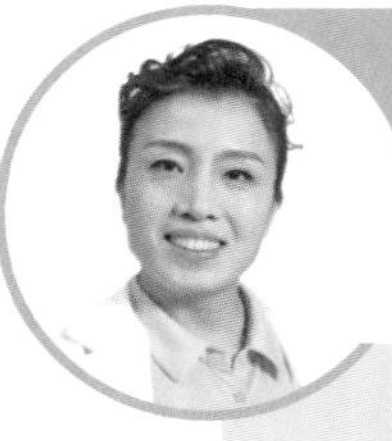

## 细说孕期检查，究竟查了些啥？

### 宝宝染色体的检查

这是高龄妈妈要多做的检查，因为高龄的女性怀孕了，宝宝染色体异常的风险是要增加的，所以高龄妈妈可以有以下几个选择去做筛查。

☞绒毛膜活检：这是在三个月左右进行的检查，可以查宝宝的染色体。

☞羊水穿刺：检测异常胎儿，最好在孕 16~20 周进行（特殊情况除外），可以检查出染色体数量以及形状的所有异常。羊水穿刺是有一定风险的，因此，羊水穿刺仅限于有染色体或基因疾病的高危孕妇。对于其他孕妇，超声波和血清筛查试验已经足够。

☞脐带血穿刺：如果错过了最开始的产检诊断时机，我们可以做脐带血穿刺。

☞无创 DNA 的筛查：这是目前比较先进的检查方法，可以通过查妈妈血里宝宝 DNA 的含量，来间接地反映宝宝染色体的情况，这种准确性可以达到 99% 左右，也是非常满意的检查。

☞唐氏筛查：有一些孕妈妈可能只愿意做普通的血清学的唐氏筛查，唐氏筛查对于宝宝染色体问题的检出率、敏感性、特异性就要稍微差一点。

以上这些都是染色体检查的产前诊断方法。对于高龄孕妈妈在选择检查项目之前，应该和家人充分了解各种检查的利弊，了解检查说明的情况以及可能带来的风险，这样做对于您和家庭进行适合自己的选择是最重要的。

## 孕期检查项目及时间

以下检查项目仅供参考，具体检查请联系您的产检医生。

**孕期检查项目及时间**

| 孕期 | 产检时间 | 当月重点检查项目 | 我的检查记录 |
|---|---|---|---|
| 孕早期 | 0~5 周<br>孕检 | 试纸确定怀孕 | |
| | 5~8 周<br>孕检 | 超声波确定胎囊位置，看胎儿心跳 | |
| | 8~12 周 | 8~12 周之间在医院建立档案，最晚不能晚于 16 周 | |
| | 12~14 周<br>第一次正式产检 | 常规项目检查：身高、体重、血压、血液检查<br>颈项透明层厚度（NT），排查畸形 | |
| 孕中期 | 15~20 周<br>第二次正式产检 | 唐氏筛查<br>如果唐氏筛查高危，需要做羊水穿刺，以排查畸形 | |
| | 21~24 周<br>第三次正式产检 | B 超大排畸 | |
| | 25~28 周<br>第四次正式产检 | 妊娠糖尿病筛查<br>喝糖水以检测血糖 | |
| 孕晚期 | 29~32 周<br>第五次正式产检 | 妊娠高血压综合征筛查<br>血常规筛查贫血 | |
| | 33~34 周<br>第六次正式产检 | B 超评估胎儿体重<br>胎心监护检测胎儿状态 | |
| | 35~36 周<br>第七次正式产检 | 阴拭子，检测胎儿状态 | |
| | 37 周<br>第八次正式产检 | 胎心监护检测胎儿心率<br>测量骨盆决定分娩方式 | |
| | 38~42 周<br>第九次正式产检 | 临产检查评估宫颈条件<br>超声估计胎儿大小和羊水量 | |

# 宝宝的粮仓要这样护理

怀孕期间，除了孕妈妈的食量和肚子变大之外，不断增大的还有乳房。到了孕中期乳房的变化会越来越明显，为了以后宝宝的口粮，孕妈妈要注意护理乳房啦！

## 孕中期乳房有啥变化呢？

### 乳房继续增大，可能出现妊娠纹

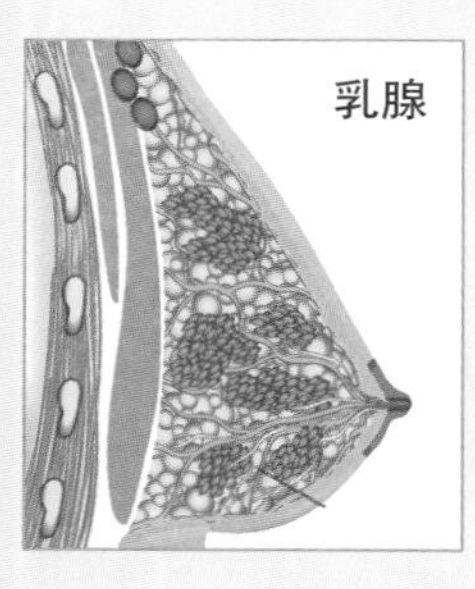


受到逐渐升高的激素的驱动，这一时期乳腺组织继续发育，血液的供应也会有增加。乳房的变化主要表现在乳晕更加突出，乳房继续增大，表皮的纹理更加清晰。如果孕妈妈的乳房出现了妊娠纹，这只能说明一件事情：孕妈妈没有管住自己的嘴，也没迈开腿，导致体重增长过多了……

### 有初乳溢出

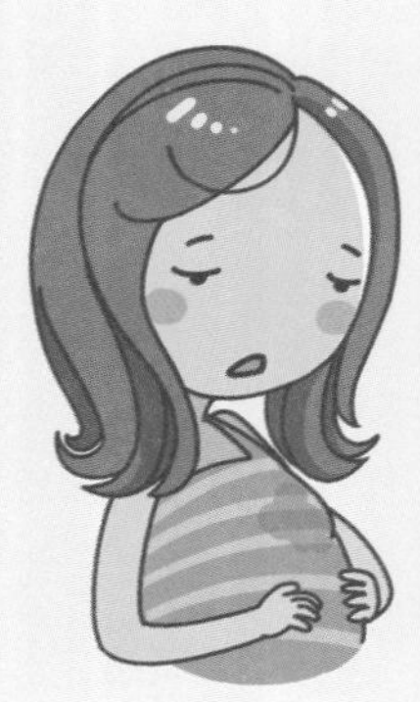
泌乳

很多孕妈妈在这个时期乳房会分泌一些黄色液体，这种黄色液体其实就是初乳，也就是将来宝宝的口粮。初乳溢出是因为在孕期，大脑垂体开始释放大量的催乳素，催乳素促使乳汁分泌。孕妈妈不用担心会出现初乳溢出过多的情况。这是因为孕激素会抑制催乳素的作用，直到宝宝出生后，乳房才会大量溢出乳汁。

## 孕中期乳房怎么护理？

### 1 睡觉时不要压着乳房

孕中期，孕妈妈的乳房继续增大，乳腺也很发达了。睡觉时要采取适宜的睡姿，不要压着乳房，最好采取左侧睡的姿势。如果睡觉时不小心压到乳房，醒来发现乳房上有黏黏的液体，也不要担心，这很可能是初乳。如果感觉疼痛，可能是乳腺管堵塞，需要及时去医院就诊。

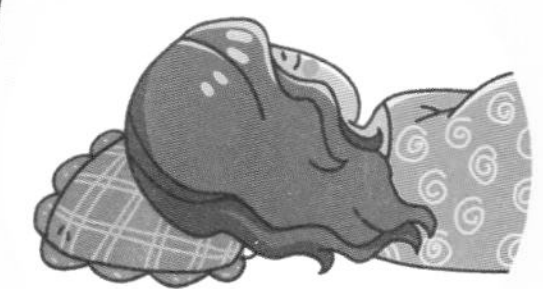
左侧睡

### 2 不要过多刺激乳头

此时乳房会变得很敏感，如果过多地刺激乳房、乳头，容易引起子宫收缩，尤其长时间、反复多次、粗暴地刺激乳头，在怀孕早期或晚期可能会造成流产或早产。因此，孕期性生活时，不要过多刺激乳房。

另外，有的孕妈妈会有乳头凹陷的情况，如果在孕期想要矫正乳头凹陷，一定要先咨询医生，在医生的指导下进行。

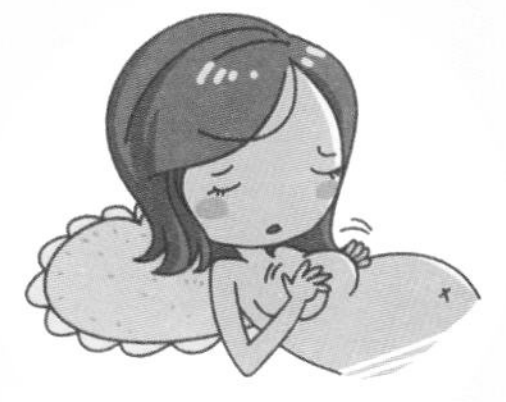
刺激乳头

## 3 选择合适的内衣

怀孕之后，孕妈妈的乳房会变得丰满，需要孕妈妈根据不同时期乳房的具体变化情况适时更换合适的内衣，并且坚持每天穿戴，哺乳期也不例外。

要注意选购的内衣不能太紧也不能太松，最好是能较松地包裹、支撑乳房的半杯型胸衣。棉质且不带钢圈的内衣不会压迫乳房，更适合孕妈妈。

## 4 坚持清洁乳房

清洁乳房时，要使用温水擦洗，并将乳晕和乳头的皮肤褶皱处一并擦洗干净。

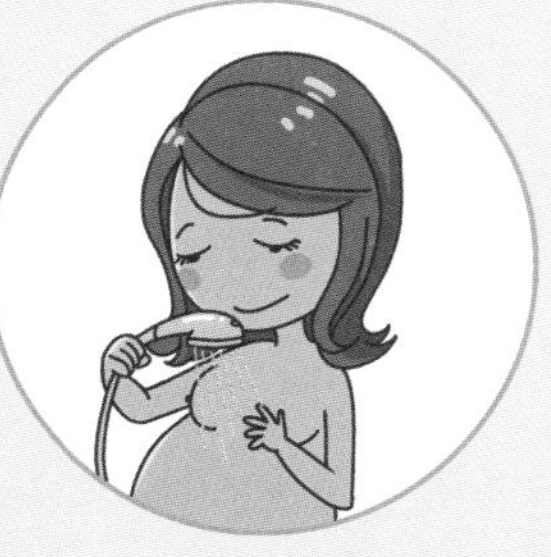
清洁乳房

不可用手硬抠乳头上面的结痂，可在乳头上涂抹植物油，待上面的硬痂或积垢变软溶解后再用温水冲洗干净，拿一条柔软干净的毛巾拭干，之后在乳房和乳头上涂抹些润肤乳，避免干燥皲裂。

需注意的是，千万不要用香皂或肥皂、酒精等清洁乳房，这些清洁用品不利于乳房的保健以及后面的母乳喂养。

乳房的清洁对于乳腺管保持通畅，以及增加乳头的韧性、减少哺乳期乳头皲裂等并发症的发生无疑具有很重要的作用。试想一下产后发生乳头皲裂的情况——乳头破了，还要喂奶，那可不是一般的疼啊……

## 5 孕期做好乳腺检查

孕期的激素水平变化会导致一些乳房疾病，比如乳腺炎、乳腺癌，而这些容易被当成正常的乳房变化而被忽视。所以孕妈妈最好能做一次乳腺检查，尤其是乳房胀痛感明显时，如有异常要及时治疗。

### 马大夫提醒

怀孕期间，乳房是孕妈妈需要重点关注的对象，为了以后宝宝的口粮，孕妈妈在孕期一定要做好乳房的保养工作，千万不要让宝宝出生就“挨饿”哟。

## 6 乳房按摩操，增加产后的泌乳功能

# 乳房按摩操

从孕中期开始，孕妈妈的乳腺组织迅速增长，这时可以做做乳房按摩操。乳房按摩操可以有效防止产后排乳不畅。

1

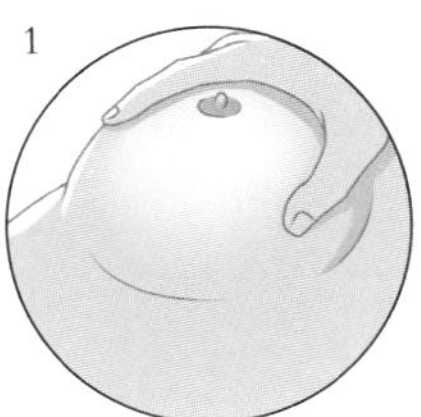

用一只手包住乳房

2

用另一只手的拇指贴在乳房的侧面，画圈，用力摩擦

3

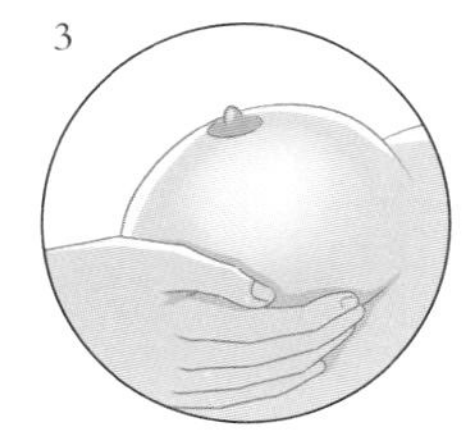

按摩时，用一只手固定住乳房，从下往上推

4

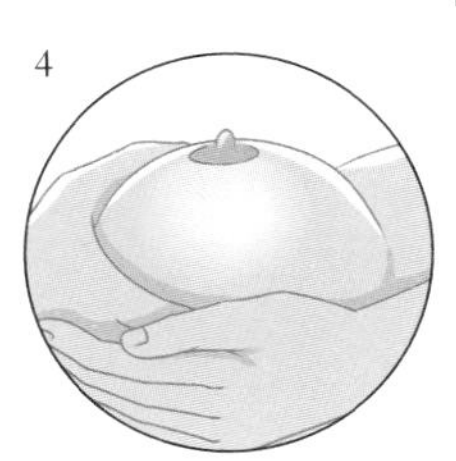

另一只手稍微弯曲地贴在支持着乳房的手的外部，用力往上推，再放下。

5

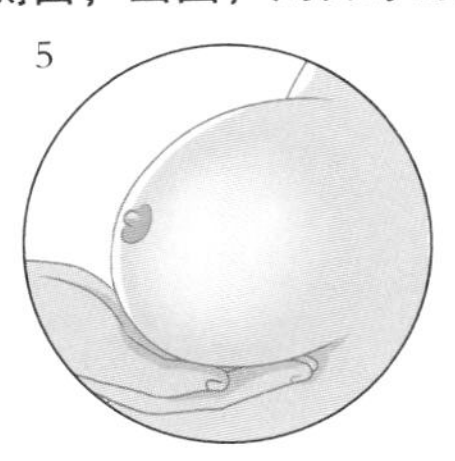

用手掌托住乳房

6

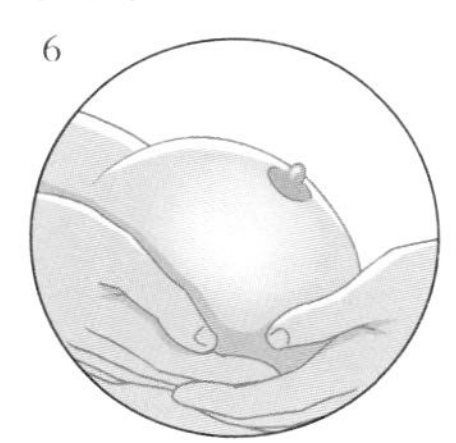

另一只手的小拇指放在乳房正下方，用力抬起。

# 孕妈妈的行为事关婴儿睡眠规律

谁都不希望生出来“昼夜颠倒”的宝宝，因此孕妈妈聊天的话题中永远少不了打听如何帮助婴儿入睡的“秘诀”。有专家称，除了后天的引导、培养，孕期教育同样会对婴儿的睡眠起到很大的影响。

## 孕妈妈养成良好的作息时间

很多妈妈在怀孕期间不注意生活规律，经常熬夜加班，有的甚至到凌晨两、三点还未入睡，等到第二天中午才起床，这种混乱的作息时间对腹中胎儿是不利的。尤其是在婴儿出生以后，如果妈妈喜好熬夜，那么婴儿半夜醒来时发现母亲还是清醒状态，他（她）会下意识的想要与母亲玩耍，反过来，如果婴儿半夜醒来发现身边的爸妈都处于睡眠状态，长此以往，婴儿会下意识地判别出夜晚是睡眠时间，他们会自发的在醒来后再次入睡。

请扫描二维码，观看马大夫讲“孕期锻炼”

生命在于运动！一旦怀孕了，如果您原来是一个懒人，一定要开始运动。如果原来您一直有运动，那应该继续坚持。同时，您需要观察运动的效果以及运动时的安全性。

# 6 坚持运动，是我健康妊娠的原动力

孕 6 月：21~24 周

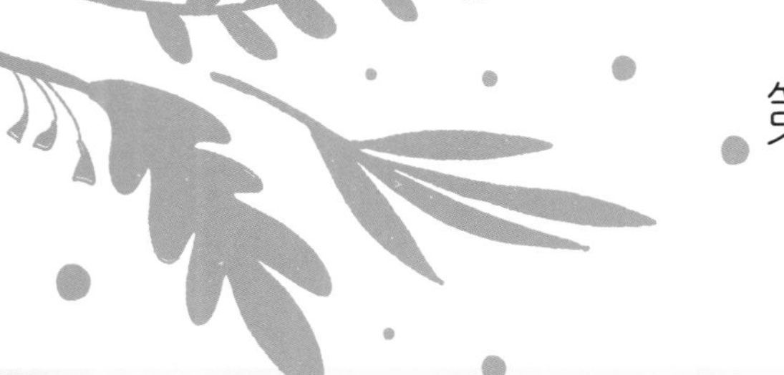

# 第6月

## 孕妈妈的变化

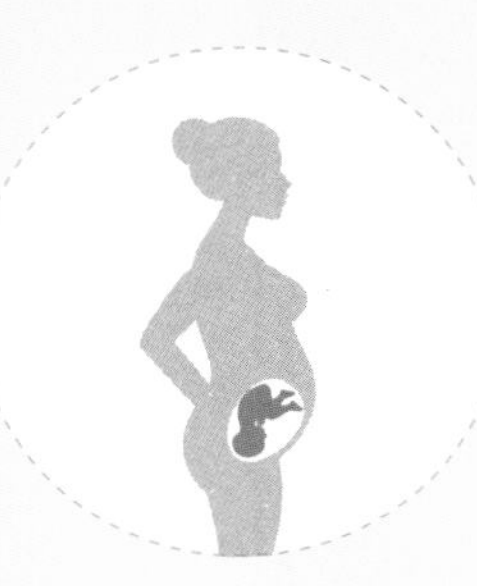

子宫：子宫底高度 20~24 厘米。

身体：子宫变得比大人的头还要大一圈，腹部隆起至肚脐。

## 胎宝宝的变化

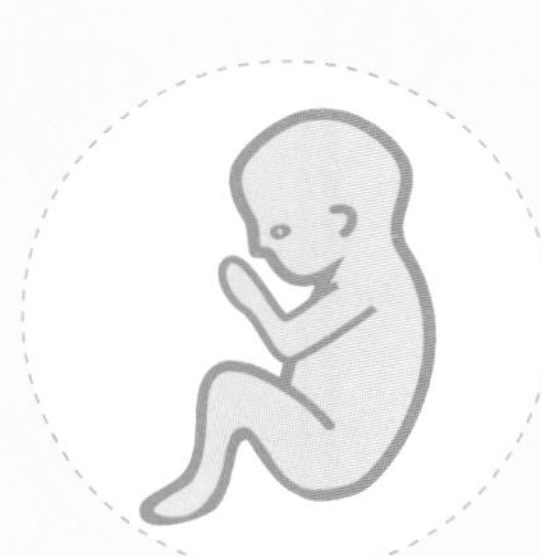

胎重：300~800 克

胎长：25~28 厘米

四肢：胎宝宝在子宫羊水中游泳并会用脚踢子宫。手指和脚趾也开始长出指（趾）甲。

五官：21 周时，胎宝宝的眉毛和眼睑清晰可见。22 周时，皮肤依然是皱的，红红的，样子像个小老头。恒牙的牙胚开始发育了。

系统：21 周的胎宝宝已经能够听到声音了。肺中的血管形成，呼吸系统正在快速地建立。胎宝宝在这时候还会不断地吞咽，但是还不能排便。

## 我的状态

我的肚子开始向前凸起，腰部开始明显增粗。

体重：63.5 千克

运动记录：瑜伽

心情手记：长白山旅游，爬山、看天池、走峡谷、参观通化东宝建设，满满的自豪感。病房的孕妇一半体重增长过多，还有基础体重过重，导致巨大儿，很无奈！

产检笔记：糖耐量筛查顺利过关，毫无悬念，好棒。排畸超声清楚地看到了宝宝，连手指脚趾都看得很清楚，谢谢宝宝的配合。

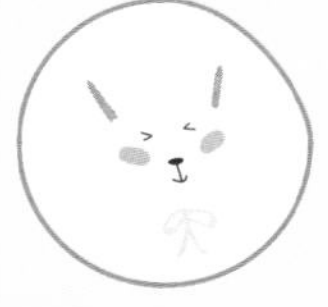

## 豆豆的状态

豆豆变得更结实，还会踢妈妈的肚子了！豆豆还具有了听的能力，会对听到的声音作出不同的反应。

## 孕妈妈的状态手记

体重： 千克

血糖： 毫摩尔 / 升

血压： 毫米汞柱

运动记录：

心情手记：

产检笔记：

## 宝宝B超检查正常值（单位：厘米）

| | 孕21周 | 孕22周 | 孕23周 | 孕24周 |
|---|---|---|---|---|
| 双顶径平均值 | 5.22 ± 0.42 | 5.45 ± 0.57 | 5.80 ± 0.44 | 6.05 ± 0.50 |
| 腹围平均值 | 15.62 ± 1.84 | 16.70 ± 2.23 | 17.90 ± 1.85 | 18.74 ± 2.23 |
| 股骨长 | 3.64 ± 0.40 | 3.82 ± 0.47 | 4.21 ± 0.41 | 4.36 ± 0.51 |

## 我的宝宝B超检查正常值（单位：厘米）

| 宝宝孕周 | 双顶径 | 腹围 | 股骨长 |
|---|---|---|---|
| 21周 | | | |
| 22周 | | | |
| 23周 | | | |
| 24周 | | | |

## 孕6月，我的产检项目单

- 问诊
- 内诊
- 测体重
- 量血压
- 尿检
- 腹部超声波检查
- 水肿检查

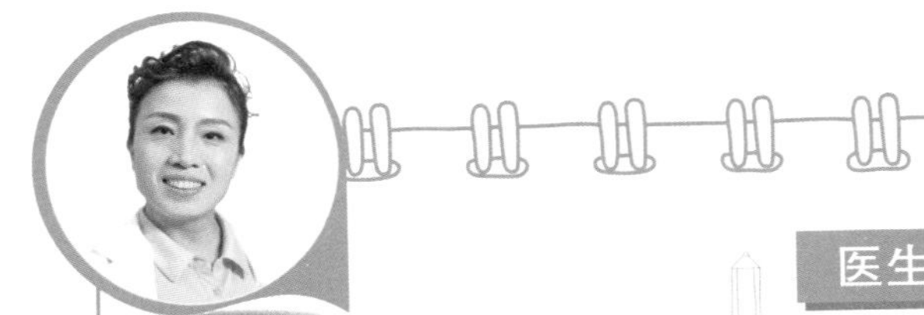

医生妈妈的叮嘱

在已完成的事情前划√

□ 孕妈妈能够感觉到胎动了：这个时期如果子宫收缩或受到外方压迫，胎宝宝会猛踢子宫壁，把这种信息传递给妈妈。孕妈妈因为已经有了胎动，这种新生命存在的感觉，可以帮助自己增强做母亲的感觉。孕妈妈要经常把丈夫的手放到自己的腹部，同他一起分享胎动的幸福。

□ 注意预防腰背痛：孕 6 月了，孕妈妈身体重心前移，开始觉得笨拙起来，可能还会感觉腰背疼痛，所以孕妈妈走路时要特别小心。

## 整个孕期，我是这样坚持锻炼的

怀孕的前两年我就开始了瑜伽练习，怀孕期间我也是每周有五天在做瑜伽。除了孕期瑜伽，我还坚持每天走路上班。一个礼拜，我会有 4~5 天的时间走路上班。走路上班的时候，就充分利用我们的六步走路法，加上弹力带，以及上肢的运动等，配上深长的呼吸，即特别完善的气体交换，保证了我一天的好状态。

然后每天工作之余，我还会抽时间去做运动。可能是中午在医院的健身房，也可能晚上回家锻炼。比如说孩子在弹琴，我就在旁边做瑜伽。如果有时间就多做一点，把老师教给我的动作自己再练习一遍。

没有时间就做一些简化的动作，比如胸腹的呼吸、提肛运动，还有一些腿部的肌肉运动等。

如果还有时间我还会举哑铃，举哑铃对肌肉的耐力也是很有效的。

作为一名高龄二胎孕妇，我每天运动量的安排以自己不累为基准。如果您累得晚上腰酸背痛受不了，这是不行的。运动的时候也是以不累为基准，就有点难，有点累，但不是特别累。每天工作下来，因为每个人的体质不一样，您的基础是不一样的，工作强度也是不一样的，工作强度加上运动强度，您自己的感觉是最重要的。同时您可以找专业的老师，比如瑜伽老师、运动医学的老师、还有肚皮舞老师，都可以去请教一下，哪一些动作对您合适，哪一些动作对您目前的症状是有所缓解的。像我的瑜伽老师会在不同的孕期给我安排瑜伽动作，来规定我锻炼的合适强度和解决孕期可能遇到的问题。

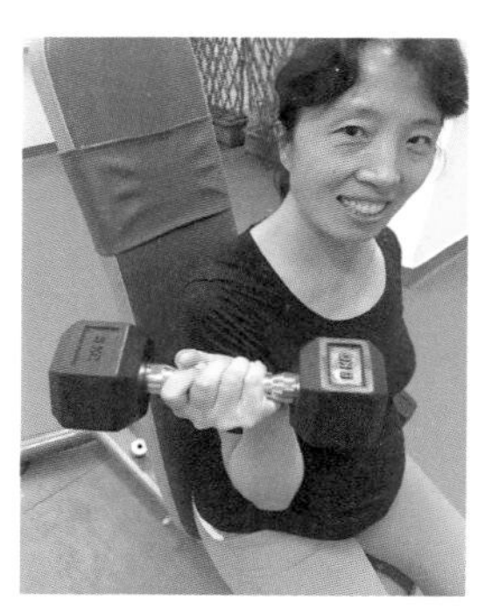
举哑铃

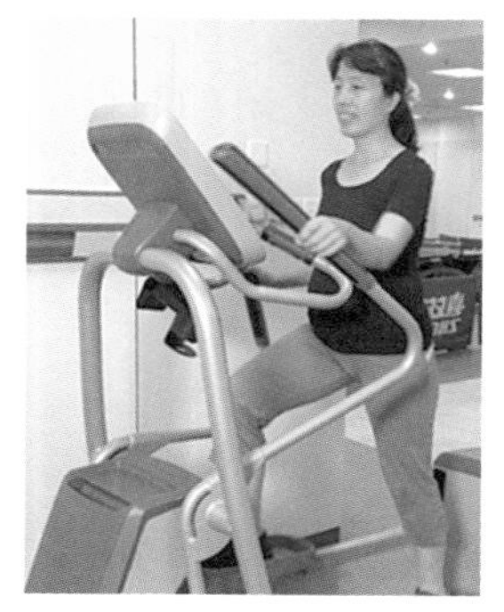
有氧运动

怀孕期间我不间断地坚持运动，主要是因为我要预防妊娠期糖尿病，因为我太高危了，所以要做这些去努力争取自己不得妊娠期糖尿病。

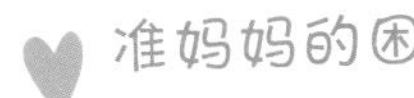


**运动给您带来最切身的感受是什么？**

## 马大夫科普

每次我锻炼后都觉着精力充沛。锻炼后人的大脑中会分泌内啡肽，这在运动医学叫 runners high，即跑步者的愉悦。当您真正锻炼出点汗，会觉着太舒服了，整个人都神清气爽。

锻炼能缓解您的各种不适，例如前面我们讲的腰背疼、关节痛，还能够预防便秘，很多人的便秘也跟不动有关系，人不爱动，她的胃肠道也是不动的。另外，还可以避免孕期漏尿，经常进行盆底收缩运动，可以有效避免漏尿。

坚持规律的运动，还能有效降低整个晚孕期可能发生的不适，诸如心慌气短、水肿等。另一个重要的好处就是可以防止外伤，有的人说我天天在家坐着多安全，出去走路才会受伤呢！只有坚持锻炼，您的平衡能力才会好的，您的肌肉才是有力量的，即便出门遇到一个小坎，您可能及时就稳当住了。因为孕妈妈大肚子之后，她是看不见路的，很多时候可能因为绊了一个台阶就摔跤了。而锻炼就是增加您的肌肉力量，增加平衡感，减少外出受伤的可能性。所以我们特别主张孕妈妈把锻炼融入在日常生活之中。

# 孕妇步行六步法

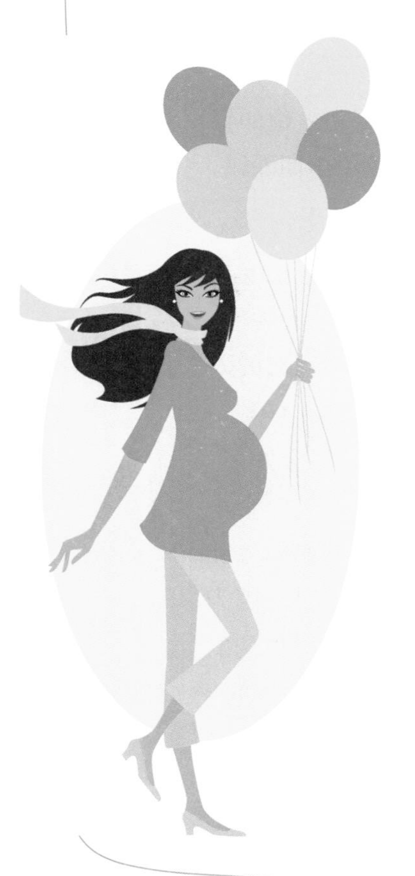

步行是最适合孕妈妈在孕期开展的有氧运动之一，不费时不费力，还能达到一定的锻炼效果，深受广大孕妈妈的欢迎。而且步行这种运动形式可以贯穿整个孕期，无论是孕早期、孕中期还是孕晚期，咱都可以有事儿没事儿出去走走。既安全，又方便。步行是一种可以长期坚持的孕期运动方法，如果您觉得自己的体力、耐力、毅力有限，那就果断将步行列入您的孕期运动清单吧。

但是根据孕妈妈的实践反馈来看，大家的步行强度大部分都停留在“饭后溜达”的阶段。我不禁又要为各位孕妈妈操心一下了。

饭后溜达，挺好。一可活动筋骨，二可消食健胃，三可放松身心，但还不够好，我提倡的孕期步行可不只是为了达到这些运动效果。有效的步行，可以帮助孕妈妈增大肺活量，有利于分娩时憋气用力；可以改善全身血液循环，增加胎儿血氧供应，预防缓解下肢水肿；可以锻炼腹部、大腿肌肉，提高分娩用力肌群的力量；可以增大骨盆空间，促进胎头入盆。步行的这些好处能让孕妈妈更好地度过十月怀胎时期，为一朝分娩做好准备。

要想获得这些好处，“饭后溜达”的运动强度还是不太够的。为了提高步行的运动效果，我们的步行速度应该控制在 3~4.5 公里 / 小时，如果您用计步器计步的话，饭后散步半小时，至少得走 1.5~2 公里左右。而推荐的步行时间每天应在 30 分钟以上，以傍晚为宜。但这种步行状态一开始并不能轻易做到，孕期运动讲究的是有效安全，循序渐进，我们需要合理地提升步行的运动强度。

我们医院运动医学的老师跟我们一起创造了运动六步法。推荐大家试试“孕妇步行六步法”，一步步提升步行的运动效果。

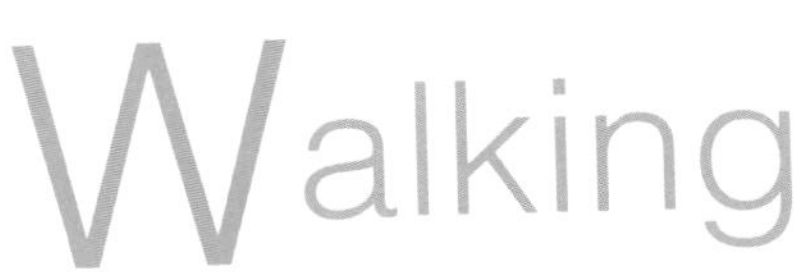

# 孕妇步行六步法

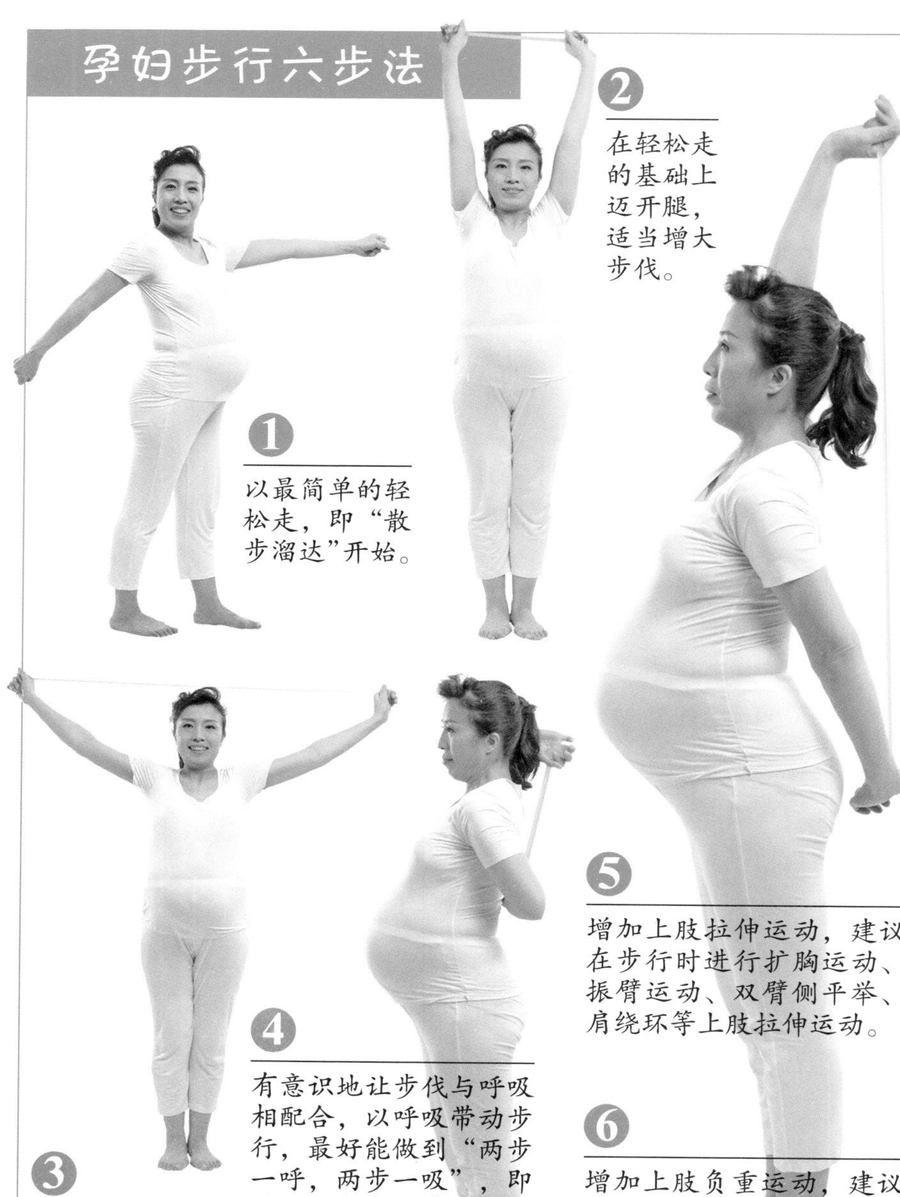

❶ 以最简单的轻松走，即“散步溜达”开始。

❷ 在轻松走的基础上迈开腿，适当增大步伐。

❸ 增大步伐的同时尝试增大上臂摆动幅度。

❹ 有意识地让步伐与呼吸相配合，以呼吸带动步行，最好能做到“两步一呼，两步一吸”，即吸一口气走两步，呼一口气走两步，让步行更快，让呼吸更深长。

❺ 增加上肢拉伸运动，建议在步行时进行扩胸运动、振臂运动、双臂侧平举、肩绕环等上肢拉伸运动。

❻ 增加上肢负重运动，建议步行时手拿两瓶250毫升矿泉水或是1.5磅的哑铃，或者配合弹力带做第五步的拉伸运动。

这个六步法，就是您平常普通的步数，然后加大您的步幅，每一步以 50~60 厘米这样大的步幅往前走。然后进行深而缓的呼吸，达到有效的气体交换，让您的膈肌得到锻炼。加上一些上臂的运动，像我上班时做的振臂、肩绕环等动作都是没有问题的。您还可以拿两个小矿泉水瓶，或者拿两个小哑铃，这样边走边去做上臂肌肉的运动，这其实就是把有氧运动延伸为混氧运动，同时做了一系列肌肉的锻炼。所以这样呢，能够在单位时间内，通过这一段时间的步行，达到心肺和肌肉功能的锻炼。

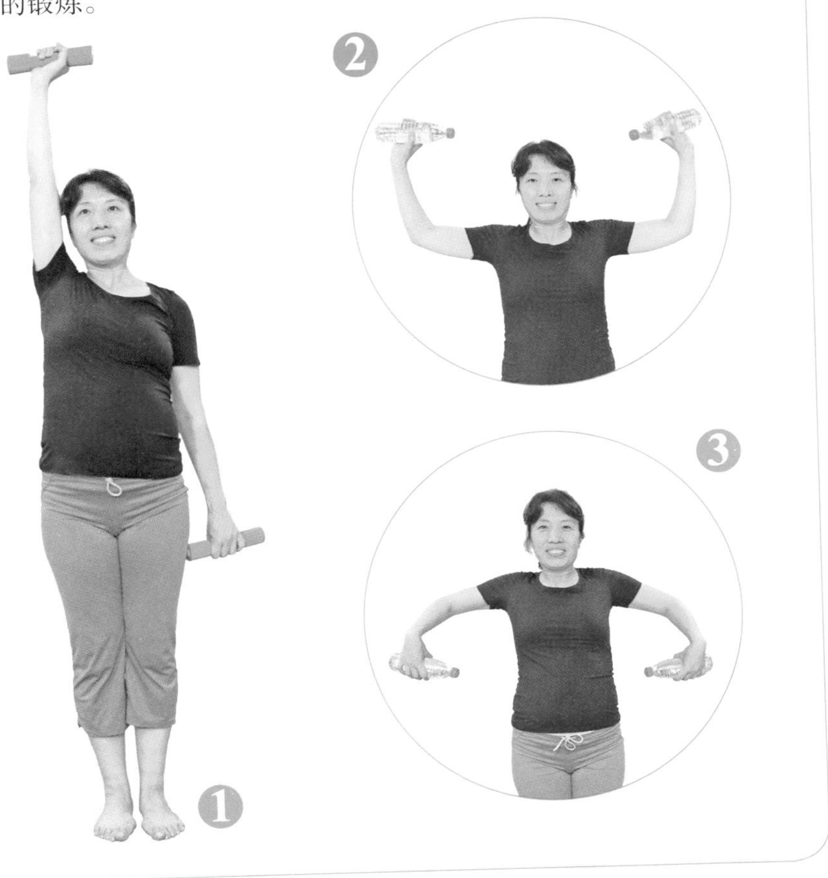

再谈一下走路的注意细节。

## 走路首先要选择合适的地点

孕妈妈要选择空旷、空气流通比较好的场所，避免雾霾太多，尾气太重。走的路段要熟悉，有的路坎坷不平，有的小坡没注意，摔跤了，对于孕妈妈来说是很危险的。

## 穿舒服的鞋子

要穿专业运动鞋做运动，保护足部。不要穿高跟鞋、拖鞋做运动。

## 衣着舒适，要透气

不要穿着非常紧身的衣服运动，尤其出汗后吸汗效果不好的话会很难受。

## 要注意锻炼的时间

正午的时候要避免外出，因为日晒太严重可能会晒伤皮肤。

## 运动之前不能太饱

不要在刚吃饱后去运动，此时您的血液循环会去胃里帮助消化，这个时候去运动，就容易出现头晕、胃部不适等表现。

### 不宜运动的孕妈妈 请对号入座

孕妈妈发生以下情况，孕期就不宜运动，需要卧床休息。

☞ 难免流产

☞ 双胎

☞ 先兆早产

☞ 胎膜早破

☞ 前置胎盘

☞ 宫颈口松弛

☞ 妊娠合并心脏病

☞ 重度贫血

☞ 妊娠高血压疾病

☞ 骨折、韧带拉伤

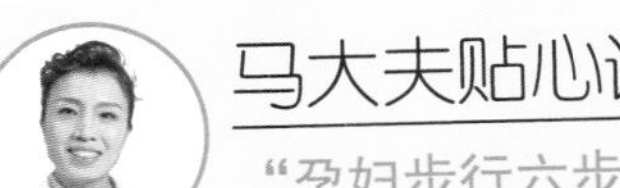

## 马大夫贴心话

### “孕妇步行六步法”注意事项

“孕妇步行六步法”均需在前一步基本适应、熟练操作后方可增加下一步，当我们可以轻松操作以上六步时，那“饭后溜达”就不再是简单的散步走路了，运动效果可大大提升。

实现前三步，就可以在同样的步速情况下，锻炼腿部、髋部肌群、上肢及肩背肌群；增加第五步、第六步的上肢伸展和负重运动可以锻炼上肢、肩背部肌肉，加强肌肉力量，缓解因子宫、乳房增大、姿势不良等造成的颈肩痛、腰背痛，改善孕期躯体不适。

我们需要根据身体情况和运动感受，一步一步慢慢来，逐渐让自己适应每一步的运动状态，同时要注意，如果开始增加上肢运动，身边一定要有家人陪伴，保证步行的安全性。

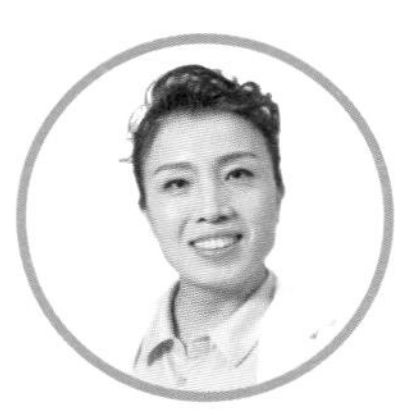

### 准妈妈的困惑

孕期锻炼对所有的孕妈妈都适合吗?

### 马大夫科普

怀孕期间的锻炼是有绝对禁忌证和相对禁忌证的，这在欧美国家是有明确指南的。这些禁忌证都是有医疗问题的，比如说妈妈有非常严重的心脏病、肾脏病、哮喘等不适合锻炼的疾病。还有一些孕妈妈是1型糖尿病，她的血糖不稳定，锻炼时可能会产生危险。还有一些产科的情况，比如说前置胎盘、前一次早产的历史、宫颈内口松弛等这些情况都是不适合锻炼的。

一般来说，如果您做规律的产检，医生就会告诉您，您要多休息，不适合做过度的活动等，那您就是不适合锻炼的。

# 听马大夫讲孕期运动

许多孕妈妈在知晓自己肚子里有个小宝宝后，会有这样的想法：除了动嘴吃，我还动啥！然而，事实并不是这样的。

一些在孕期只动嘴的准妈妈，多数会经历这些情况：

咦！肚子上啥时候长了妊娠纹？

哎呀妈呀，怀个娃太累了，腰酸背疼不说，还脚肿水肿的，我咋这么辛苦……

我也没吃啥啊，咋就妊糖了？

水果蔬菜也吃了啊，为啥还便秘……

顺是顺了，不过体力消耗真的太大了，感觉产后好久才恢复啊！

我们主张孕期一定要运动，关于运动呢，它的原则是这样的：如果您孕期没有运动的习惯，怀孕之后，一定要开始运动。如果孕期一直坚持运动，怀孕之后也要坚持您的运动。

但是现在的孕妈妈普遍的情况就是，开车上班，坐电梯到工作间，然后在电脑前面一坐就是一天，孕妈妈的基础活动太少了。所以我们就觉着这些孕妈妈可以在您日常活动的基础上，想办法增加自己的运动量。比如说我们提前下车，走一站去单位，对吧？我们下班的时候可以走一站回去，还有您在上班公休的时候做一做扩胸运动。还有孕妈妈在怀孕之后，我们不主张您长时间地久坐或者久站。久坐或久站都会导致很多的不适，所以一个小时之内，您坐 50 分钟就要站起来活动活动。比如最简单的您喝口水或上厕所，这不都是活动吗？或者站的时间久了，我们可能也要坐下来休息一下。要劳逸结合，结合自己的具体情况，具体分析。如果您的单位比较宽松的话，我们运动老师特别建议坐瑜伽球办公。因为坐在瑜伽球上，您是需要挺拔才能保持您的平衡，这样有助于锻炼您的腰背部肌肉。

一些孕妈妈腰骶部疼痛，坐这种球对于疼痛都是有缓解作用的。其实瑜伽球在我们产科又叫分娩球，当分娩有宫缩阵痛的时候，坐在瑜伽球上能够得到缓解。

孕期的运动，我们推荐有氧运动和混氧运动。而合适的孕期运动，大家做得最多的还是散步。具体的内容请参照前面的“六步走路法”。

那么其他的锻炼方式，比如说日常的做家务，也是没问题的。或者有条件我们可以去游泳。孕期游泳锻炼是非常好的，为什么呢？因为水是有浮力的，会避免对您的关节有太大的损伤，随着孕妈妈的重量迅速增加，对膝关节是一种压迫，有的孕妈妈走路会觉着腿疼或者腰腿疼，那就可以试试游泳，让水给您的浮力来缓解这种疼痛。

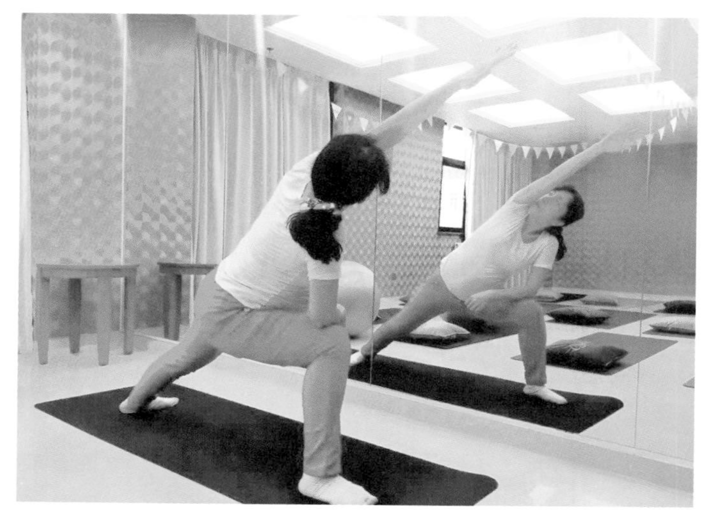

当然，我们也特别推崇孕妇瑜伽。瑜伽是一种全身的锻炼方法，对您的上臂肌肉、背部肌肉、腹部肌肉、侧腰部肌肉、腿部肌肉的肌力、韧性以及平衡性，都有一个很好的锻炼。

还有一种运动，特别要请孕妈妈们学习的和锻炼的，就是凯格尔运动。

凯格尔运动简单地说就是缩肛运动，通过缩肛运动收缩您的盆底肌肉。就是收紧您的会阴体和肛门，然后放松。每天做三次，每次做 10~20 次收缩放松。您可以在坐着的时候或者等车的时候做，将锻炼融入生活之中。由于怀孕导致体重的增加，宝宝对盆腔的压力随之加大，对于盆底肌肉而言都是一种损害，怀孕次数越多，损害越大。我们知道肌肉是要练习的，通过盆底肌肉的锻炼就可以避免很尴尬的漏尿，还有将来阴道的松弛，以及年老后的各种内脏脱垂都有有效的预防作用。

## 不同孕期适合的运动类型

孕妈妈最好在专业老师的指导下进行运动。这样不仅能让孕妈妈的运动强度达标，取得理想效果；而且专业老师的指导可以让动作更规范，避免发生意外的身体损伤。

### 孕早期

不少人对于孕早期运动有很多误区，认为孕早期要多卧床休息。实际上孕早期可以进行日常活动，比如散步、温柔的瑜伽等。不推荐孕早期去做剧烈的运动，主要是孕早期自然流产的比率高，导致自然流产的原因是各种各样的，有可能是胚胎的问题，也可能是妈妈患病的问题。由于孕早期自然流产的原因不明确，大家还是非常恐慌的，导致很多人不敢活动。而且很多运动类老师也不愿意代教孕早期的孕妇，就是怕惹上麻烦，怕客户的流产赖在运动身上。而实际上孕早期只要运动不过热，没有脱水，又没有特别劳累，正常的运动是没有问题的。

所以我们主张孕早期孕妈妈可以多做上肢伸展、拉伸运动，还可以参加一些休闲体力活动，比如散步、打扫家务、买菜、购物等。

### 孕中期

孕中期的孕妈妈要逐渐增加自己的运动量，包括运动强度和运动时间。孕中期的孕妈妈体重会迅速地长二三十斤，您的身体要耐受很大的一个变化，脊柱会有大的倾斜，怀孕后所有的关节都会松弛。为了适应这些身体上的变化，孕妈妈需要不断去锻炼，增加心肺功能，增加腹直肌以及腰背部肌肉的肌力。这样做才能更顺畅地度过孕产期，而且可以预防腰腿疼。

所以我们主张孕中期的孕妈妈可以在有氧运动的基础上（如散步）再增加一些肌肉力量的练习，如盆底肌群、上肢、肩背肌群力量练习和放松拉伸运动；一些运动器械也是可以的，比如固定自行车、椭圆机；另外孕妈妈还可以游泳。

## 孕晚期

到孕晚期做的运动就要偏向于分娩做准备了。因为生产的过程是没人能够替代的，您需要经历 8~12 个小时宫缩的时间，等宫口开全之后，您要每 3 分钟使一次劲，大概要使两个小时的时间。在产床上只有您自己使劲，医护人员无法替代您。所以生产时需要耗费的体力绝对不是养出来的，也不是葛优瘫瘫出来的，而是要您积极地去做运动，有效地调动自己身体的积极性，生产过程才会更顺利。所以为了很好地分娩，我们就应该抓紧时间，为分娩做各种运动。

对分娩有帮助的肌肉锻炼包括膈肌、胸腹肌、上肢肌（因为您要拉着产床往下使劲）、大腿肌、小腿肌（因为我们的脚是踩着踏板使劲）。

我们教孕妈妈几个简单的晚孕期锻炼动作。

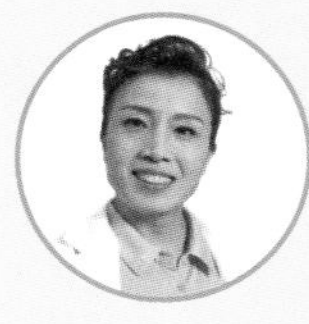

运动小贴士

☞ 尽量保证每天运动半个小时，运动方式以缓慢为主，尽可能使身体处于温和舒服的状态。运动的强度以孕妈妈做完运动后感觉有点儿累为衡量标准。

☞ 在怀孕早期，要避免过于剧烈的运动。

☞ 运动时穿着舒适的衣服和鞋子，准备好水、加餐。

## 孕晚期锻炼法

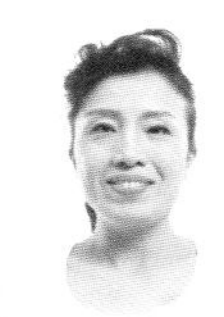
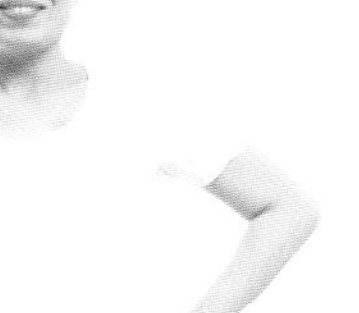
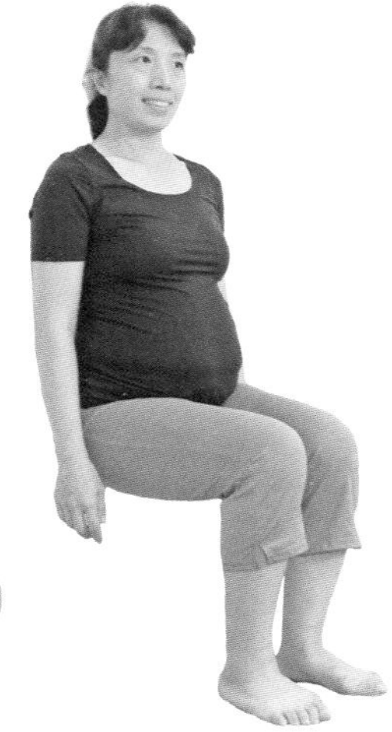
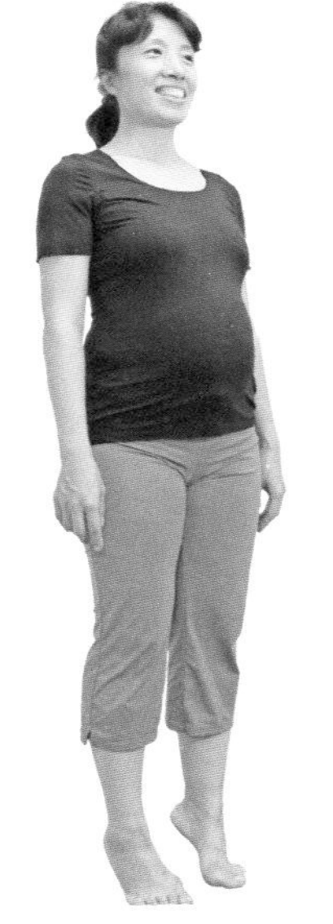

### 踮脚

锻炼您的小腿肌肉

### 靠墙蹲

靠着墙往下蹲，整个人是一个垂直的状态，锻炼您的大腿肌肉。

### 缩肛运动

即凯格尔运动，锻炼盆底肌。

### 招财猫动作

增加自己的心肺功能和手臂肌肉能力。

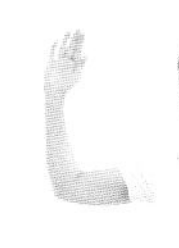
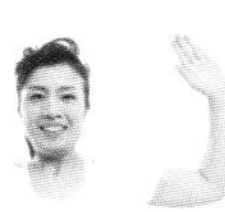
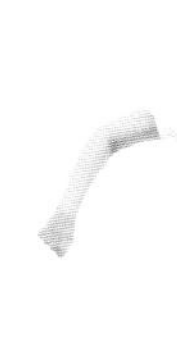
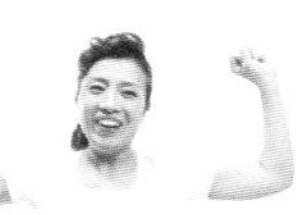

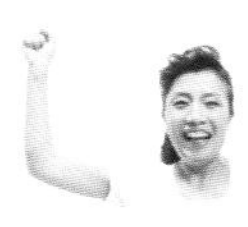
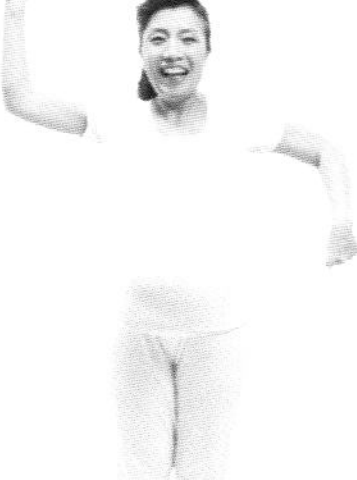
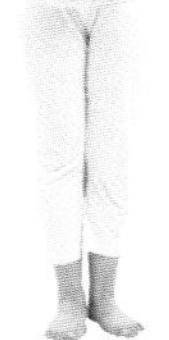
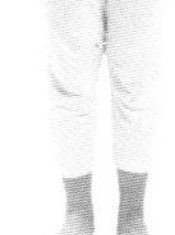
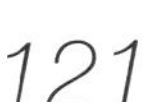

## 出现这些情况要停止运动

● 做任何一项运动时，孕妈妈一定要注意听从身体的警告。

● 如果运动中感到疼痛、不舒服、晕眩或不能呼吸时，都要立即停止。

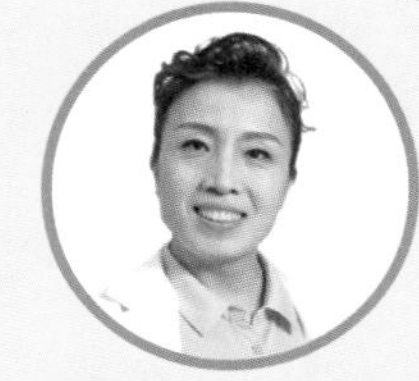

### 准妈妈的困惑

如果运动期间出现宫缩了，怎么办？

### 马大夫科普

孕妈妈锻炼之后需要注意的就是自己的宫缩。有些孕妈妈 32 周之后会有生理性的宫缩，就是偶尔有一次宫缩，子宫硬起来、紧起来了。那我们就坐下来休息一下，如果肚子软下来了，宝宝动得还好，没有问题，您还可以继续活动。如果宫缩不是特别频繁，我们一次不要走太长时间，延长一下休息时间。运动医学推荐孕妈妈每天有半个小时合理的运动时间就可以了。

如果出现以下这种情况，我们的孕妈妈就要提高警惕了：

☞ 您宫缩的频率是不是很频繁。

☞ 疼痛强度是不是很明显。

比如说宫缩疼得出汗了，走不动道了。或者每十分钟就有一次宫缩，那可能是早产。我们就要去医院做一些检查，看需不需要一些干预和治疗。

## 为了宝宝聪明，这些补铁技能您得知道

铁能够参与血红蛋白的形成，从而促进造血。到了孕中期，孕妈妈对铁的需求量增加，而且血容量也会增加。如果铁的摄入量不足，孕妈妈可能会发生缺铁性贫血，这对孕妈妈和胎宝宝都会造成不利影响。

孕妈妈在孕期的不同时间，对于铁的摄入量是不一样的。

☞ 孕 0~3 月，每天需要摄入 20 毫克。

☞ 孕 4~7 月，孕妈妈平均每日铁的摄入量应为 24 毫克。

☞ 孕 8~10 月，铁的摄入量须增加到每天 29 毫克。

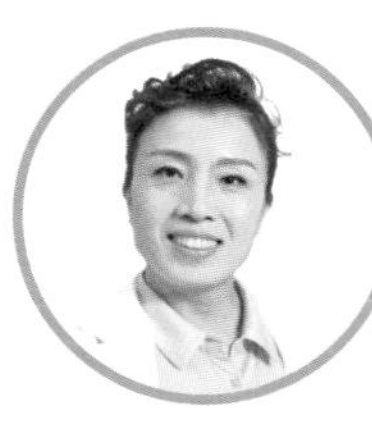

### 马大夫贴心话：

服用补充剂进行补铁

♥ 出现缺铁性贫血的孕妇，可服用铁剂。所有出现缺铁性贫血的孕妇，都要在医生的指导下选择摄入胃肠容易接受和吸收的铁剂。

♥ 素食、挑食、月经量多以及有贫血基础的孕妈妈，建议进行预防性的补铁。

♥ 一般来说，口服补铁不会出现过量或者中毒的情况，但孕妈妈一定要谨遵医嘱哟！

## 缺铁性贫血对孕妈妈的影响

☞ 贫血的孕妈妈会出现疲乏无力、对疼痛敏感的症状，而且产后出血的风险也会增加。

☞ 如果孕妈妈贫血明显，会出现心跳加快、食欲减退、情绪低落等症状。贫血严重者还会导致贫血性心脏病。

☞ 孕妈妈贫血会加重妊娠期高血压的发病率，导致机体抗病能力下降，以及分娩时宫缩不良、产后出血、失血性休克等症。

☞ 在孕期注意补铁的孕妈妈能够耐受分娩时的出血风险。

## 通过日常的饮食进行补铁

有的孕妈妈认为只要不贫血就不用吃补铁食物，其实铁元素不仅能保证胎儿的正常供氧，还能促进胎儿的正常发育、防止早产，特别是孕中期，孕妈妈不管是否贫血，都要注意补铁。

### 补铁也要补维生素 C

维生素 C 可以帮助铁质的吸收，帮助制造血红蛋白，改善孕妈妈的贫血症状。

维生素 C 多存在于蔬果中，如橙子、猕猴桃、樱桃、柠檬、西兰花、南瓜等均含有丰富的维生素 C。孕妈妈可以在进食高铁食物时搭配这些富含铁的蔬果增进铁质的吸收。

## 缺铁性贫血对胎宝宝的影响

☞ 孕妈妈如果发生缺铁性贫血，很容易导致早产、宝宝体重低及生长迟缓等。

☞ 如果胎宝宝缺铁，会干扰胎宝宝的正常发育和器官的形成。

☞ 宝宝出生后，也会容易出现缺铁性贫血，从而影响其生长发育、智力及学习能力。

说这些是想告诉孕妈妈们：如果孕期不注重补铁，等到以后碰上宝宝学习能力不足的问题时，孕妈妈就要后悔在孕期没有为宝宝的未来成长打好基础啦！

## 补铁首选动物性食物

铁元素分两种，血红素铁和非血红素铁。前者多存在于动物性食物中，后者多存在于蔬果和全麦食品中。血红素铁更容易被人体吸收。因此，补铁应该首选动物性食物，比如牛肉、动物肝脏、动物血、鱼类等。在这些动物性食物中，肝的含铁量较丰富，孕妈妈可以每周吃1次或2次的肝来补铁。

## 植物性食物中的铁不易被吸收

植物性食物中铁的吸收率比动物性食物低，同时植物中的植酸、草酸等也会影响铁的吸收，因此补铁效果不理想。但是一些含铁量比较高的植物性食物，可以作为补铁的次要选择，如黄豆、小米、红枣、桑葚、豌豆苗、芝麻、木耳等。不过，孕妈妈也不要为了补铁而吃过多的红枣，不然铁是补上了，但是身体所不需的多余糖分和脂肪也有了……

## 协和医院营养科妊娠期缺铁性贫血食谱

食谱举例：能量 2000 千卡，均衡饮食 + 富铁食物

午餐：牡蛎瘦肉粥（牡蛎 25 克、猪里脊 25 克、大米 30 克）+ 凉拌木耳（干木耳 30 克）

加餐：酱鹅肝 50 克 + 草莓 100 克

午餐：米饭（大米 50 克）+ 红枣枸杞蒸山药（大枣 5 枚、枸杞 10 粒、山药 50 克）+ 彩椒炒牛柳（彩椒 200 克，牛柳 100 克）+ 番茄炒蛋（西红柿 1 个 + 鸡蛋 1 个）

加餐：猕猴桃汁 100 克 + 苏打饼干 2 片

晚餐：玉米面馒头（玉米面、白面各 50 克）+ 芝麻酱拌生菜（芝麻酱 20 克、生菜 250 克）+ 青菜鸭血汤（鸭血 50 克、青菜 100 克）

加餐：纯牛奶 250 毫升

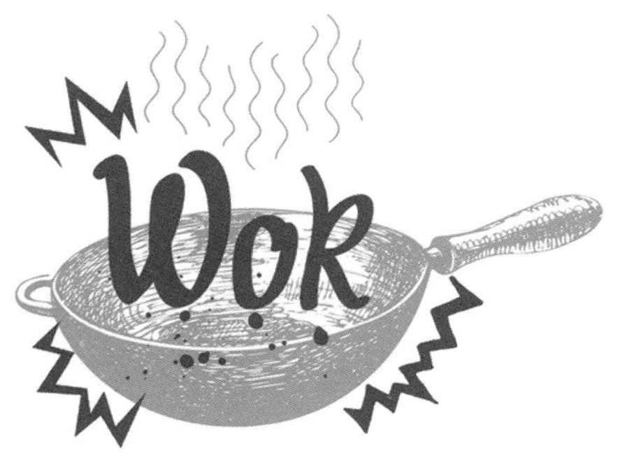

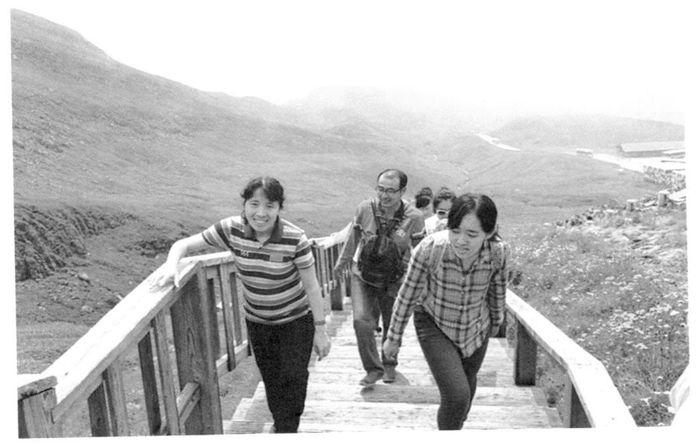

对于孕期旅游，孕妈妈要根据各人身体情况以及家庭经济情况酌情选择。

由于早孕期有很多不确定的因素存在，包括可能会对胚胎造成严重问题的环境因素，再就是胚胎本身的情况也不是特别明了，所以早孕期旅行不推荐，但是到了愉快的中孕期是可以旅行的。如果您的状况都好，大夫说您没有什么特别的并发症或者合并症，您自己感觉也很好，就可以去旅行。

关于旅行，我要强调几点：

首先要做好旅游攻略，知道您要去的地方是什么样的情况，您到底能不能够得到安全的照顾。

其次，乘坐的交通工具要避免可能会发生交通意外，或者需要长时间坐位姿势，如长途汽车等。坐火车、坐飞机都是可以的。旅行过程中要避免安检时过度的放射性的检查。

旅行过程中我们要注意多活动，因为有一种病叫经济舱综合征，就是孕妈妈坐的时间久了，加上原本高凝的状态，容易发生下肢深静脉血栓。如果腿容易肿的话，要准备一双防血栓的袜子，即弹力袜。及时喝水，保证小便量，预防泌尿系感染。

出门要准备好加餐和足量的水，因为您不知道会不会堵车，飞机会不会延误，以及一些突发的不可预知的情况。如果出现这些情况，一定要自己手里有粮，心里才会不慌。

旅行中我们要注意饮食安全、运动强度，以及到高原地带缺氧等特殊情况的应对，都要特别小心。

最后，重点提醒的一点是我们要带着自己病历的记录或者去医生那儿开个诊断证明，因为不知道在您的目的地会发生什么事情。如果遇到突发情况了，方便当地的医务人员了解您的基本孕期情况，及时给予救助。

孕晚期不建议出去旅行，因为会有早产的风险；而且过度疲劳对于妈妈和宝宝都是不利的。除非您是准备到外地去生产，或者是您不得已一定要去做的，那我们才要去准备孕晚期的旅行。

孕晚期的旅行，一般情况下是需要医务人员出具明确的证明：

①怀孕多少周

②有没有合并症

③适不适合坐飞机长途旅行

然后我们再带着自己的孕检病历记录，才可以做这种已经安排好的不得以的旅行。

请扫描二维码，观看马大夫讲“孕期体重管理”

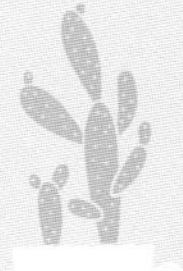

妊娠期的体重管理非常关键，也是您整体孕期健康生活的写照。做一个合格的妈妈，不输在起跑线上，就是从最简单的怀孕前和怀孕期的自身健康管理开始做起的。健康管理就可以落到我们的体重管理上。体重变化是非常好的身体健康与否的反映。

# 7 管住嘴，怀孕身材也能美美的

孕7月：25~28周

# 第7月

## 孕妈妈的变化

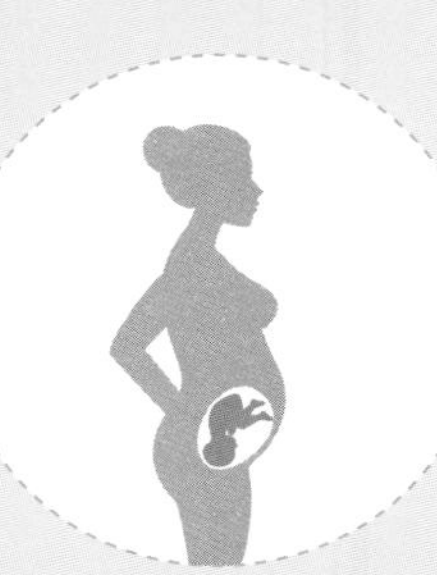

子宫：子宫底高度24~28厘米。

身体：子宫膨胀到肚脐，为了支撑凸出的腹部，孕妈妈会感到背痛和腰痛，或者双侧腿部出现抽筋。

## 胎宝宝的变化

胎重：800~1200克

胎长：28~38厘米

四肢：胎宝宝的四肢已经相当灵活，可在羊水里自如地“游泳”。

五官：满面皱纹，皮下脂肪仍然较少，有了明显的头发。

系统：男孩的阴囊明显，女孩的小阴唇、阴核已清楚地突起。脑组织开始出现皱缩样，大脑皮质已经很发达，开始能分辨妈妈的声音；感觉光线的视网膜已经形成；有了浅浅的呼吸和很微弱的吸吮力。

我的状态

由于胎盘增大、胎儿成长和羊水增多，我的体重增长迅速，每周增加500克。

体重：65.5千克

运动记录：瑜伽

心情手记：开心，9月10日教师节录制孕期运动视频和照片。

产检笔记：这时期贫血发生率增加，孕妇务必作贫血检查，若发现贫血要在分娩前治愈。孕检28周前每4周检查一次，28周始每2周检查一次。

豆豆的状态

这个月豆豆的动静越来越大了，好像随时要跑出来似的。这个月是胎宝宝大脑发育的高峰期。

孕妈妈的状态手记

体重：　　千克

血糖：　　毫摩尔/升

血压：　　毫米汞柱

运动记录：

心情手记：

产检笔记：

## 宝宝B超检查正常值（单位：厘米）

| | 孕25周 | 孕26周 | 孕27周 | 孕28周 |
|---|---|---|---|---|
| 双顶径平均值 | 6.39 ± 0.70 | 6.68 ± 0.61 | 6.98 ± 0.57 | 7.24 ± 0.65 |
| 腹围平均值 | 19.64 ± 2.20 | 21.62 ± 2.30 | 21.81 ± 2.12 | 22.86 ± 2.41 |
| 股骨长 | 4.65 ± 0.42 | 4.87 ± 0.41 | 5.10 ± 0.41 | 5.35 ± 0.55 |

## 我的宝宝B超检查正常值（单位：厘米）

| 宝宝孕周 | 双顶径 | 腹围 | 股骨长 |
|---|---|---|---|
| 25周 | | | |
| 26周 | | | |
| 27周 | | | |
| 28周 | | | |

## 孕7月，我的产检项目单

### ♥ 一般检查

问诊，测体重，量血压，尿检，水肿检查，腹围，子宫底高度检查。

### ♥ 血液检查

糖耐量检查，复查了维生素D，血清叶酸，维生素$B_{12}$，铁蛋白，糖化白蛋白，胰岛素水平。

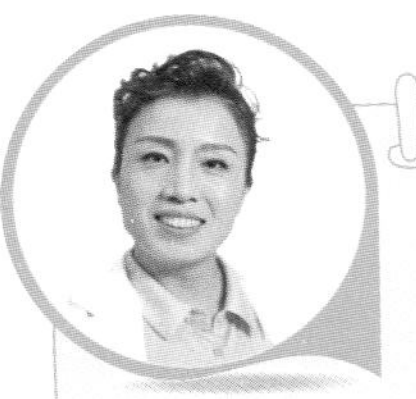

## 医生妈妈的叮嘱

在已完成的事情前划√

□ 控制体重：如果准妈妈体重增长过快，皮下组织会被过分撑开，皮肤中的胶原蛋白弹性纤维断裂，容易产生妊娠纹。肚子、乳房上会出现一些暗红色的妊娠纹，从肚脐到下腹部的竖向条纹也越加明显。

□ 预防妊娠期糖尿病：这是由于孕期体内分泌的肾上腺皮质激素能对抗胰岛素，胎盘也会分泌一些抗胰岛素的物质，容易导致孕妈妈胰岛功能失调。

□ 保证营养素和热量的供给：胎儿的日渐增大使孕妈妈的心脏负担逐渐加重，血压开始升高，心脏跳动的次数由原来65~70 次 / 每分钟增加至 80 次 / 每分钟以上，新陈代谢消耗氧气的量加大，孕妈妈的呼吸变得急促起来，活动时容易气喘吁吁。同时孕妈妈容易出现相对性贫血。由于胎儿体内需要贮存的营养素增多，孕妈妈需要的营养也达到高峰。为此，应做到膳食多样化，扩大营养素来源，保证营养素和热量的供给。

## 整个孕期我是这样进行体重管理的

体重的增加是每位孕妈妈在孕育宝宝的过程中都会经历的事情。孕妈妈在孕期的健康增重对于宝宝的健康发育很重要。这样就提出一个问题：孕期到底该增重多少？

# 孕前体重
## 决定了您该增重多少

一般来说，使用体重指数即 BMI 来评估孕妈妈的营养状况比较准确，BMI 值还可预估孕期体重增长情况。

体重指数（BMI）= 体重（千克）÷ 身高平方（米 $^2$）

孕期应增加体重多少

| 怀孕前 BMI 指数 | 体型 | 应增加体重 | 体重管理要求 |
|---|---|---|---|
| <18.5 | 偏瘦 | 12~15 千克 | 适当增加营养<br>防止营养不良 |
| 18.5~24 | 标准 | 12 千克 | 正常饮食<br>适度运动 |
| >24 | 偏胖 | 7~10 千克 | 严格控制体重<br>防止体重增加过多 |

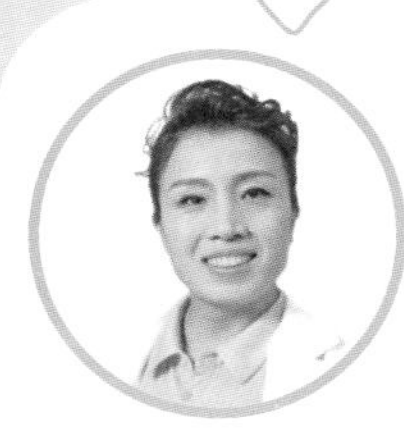

马大夫贴心提示

对于多胞胎孕妈妈来说，需要摄取更多的营养来保证宝宝的健康发育。多胞胎妈妈可根据自身情况咨询专业的营养师，进行饮食的调整和膳食补充剂的服用，为宝宝的发育提供更加充足的营养。

孕妇体重增长规律大致如下：整个孕期，体重增长 **11~15** 公斤。

**孕早期（0~15 周）**

宜增重 1~1.5 千克

孕 1~3 月，胎宝宝还没有完全成形，各器官发育尚未成熟，此时大部分孕妈妈的体重增长较慢，在 1~1.5 千克。

**孕中期（16~23 周）**

胃口好，每周增重 0.5 千克左右

孕中期开始，胎宝宝迅速发育，孕妈妈的腹部也将明显凸起，这时孕妈妈的胃口变得好起来，体重增长以每周增加 0.5 千克为宜。饮食上要均衡，不偏食、不挑食，同时适度运动，控制体重的同时也能为分娩做准备。

**孕晚期（24~39 周）**

体重上升快，每周增重要控制在 0.5 千克以内

孕晚期胎宝宝的发育较快，孕妈妈的体重上升也较快，大部分的体重都是在孕晚期长上来的，因此孕妈妈此时一定不要掉以轻心，不能听之任之，最好将体重控制在每周增长不超过 0.5 千克，及时调整饮食和运动。

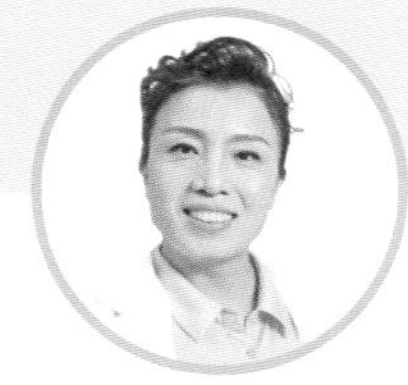

为了控制好自己的体重，我在孕期是这样管理我的体重的：

- 了解自己，每天测量体重
- 控制自己的食欲和饮食
- 保证规律的运动
- 减轻压力
- 自己要做家务活
- 生活要规律

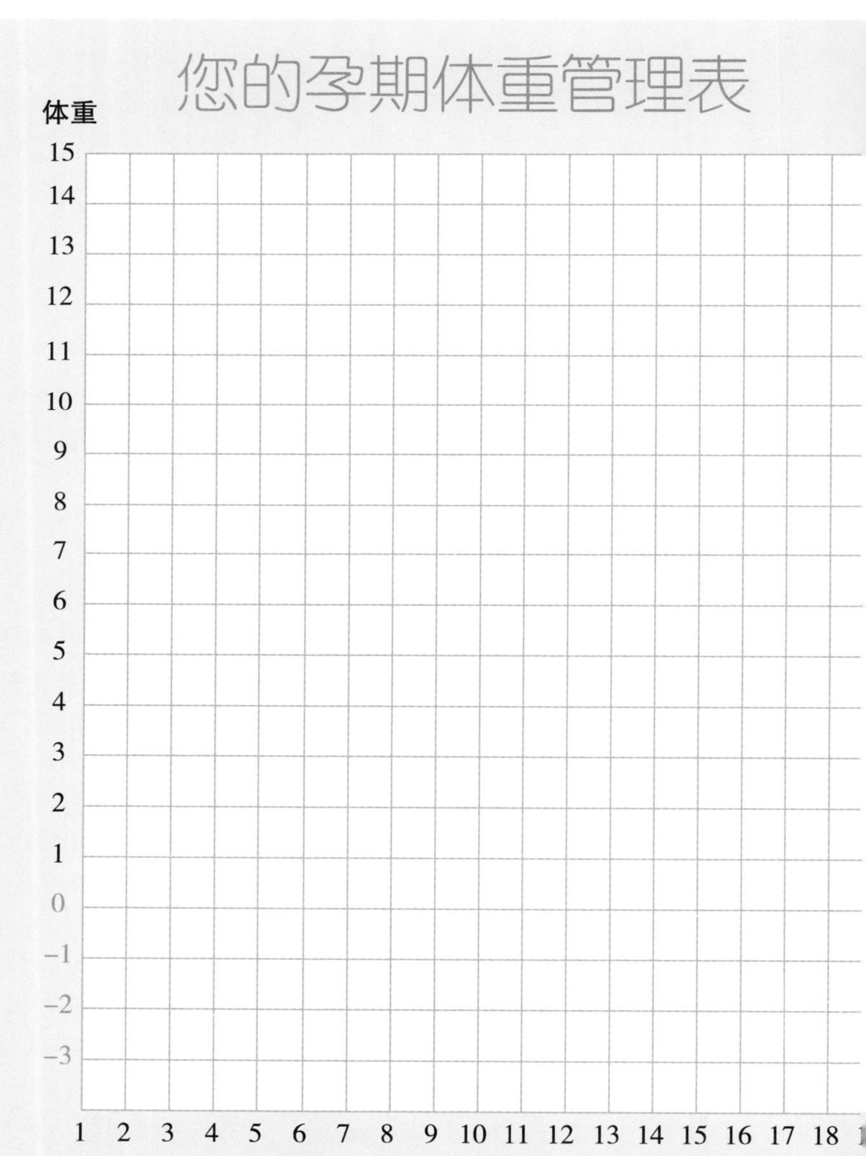
您的孕期体重管理表
体重
15
14
13
12
11
10
9
8
7
6
5
4
3
2
1
0
–1
–2
–3
1 2 3 4 5 6 7 8 9 10 11 12 13 14 15 16 17 18

① 横轴表示怀孕第 1 周到第 40 周的整个过程

② 纵轴表示增加的体重数（单位：千克）

曲线绘制方法：对应着怀孕的周数和增长的重量，将孕期的体重连线出来，能了解怀孕期间的体重增长变化情况。

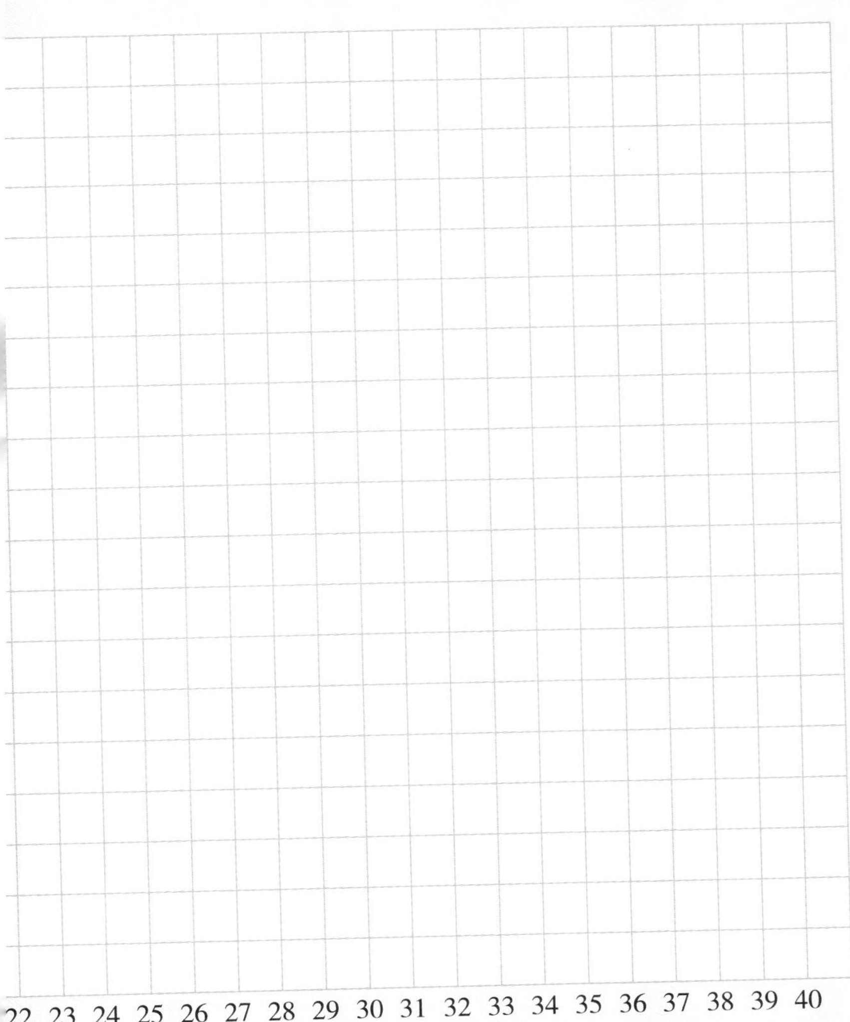

# 整个孕期我的饮食写照

## 早餐

牛奶（偶尔换成黄豆做的豆浆）+ 一种主食（碳水化合物）+ 一个鸡蛋 + 一个凉菜

♥ 碳水化合物可以选择杂粮饭，或者是面包，但是面包不建议加馅，我推荐吃粗粮面包。

♥ 拌凉菜可以是海带丝或者是时令蔬菜，像黄瓜、白菜丝等，每家的习惯不一样，注意食品安全，生熟分开。

但是早餐切忌吃油饼油条，以及打卤豆腐脑这种太油或者太咸的食物，都不是特别主张孕妈妈吃的。

上午加餐：一盒牛奶或酸奶 / 一点干果 / 一个水果 / 喝燕窝

♥ 我中间会有加餐，比如出门诊，或者在病房中间都会让自己吃一点东西。这样可以保证自己在午餐之前不会太饿。上午的加餐注意不要吃太多的东西。

## 午餐

主食（一点米饭 + 一点玉米 / 一点芋头 / 一点地瓜）+ 肉菜 + 蔬菜

♥ 我中午是在医院的食堂就餐，食堂的好处是我可以选择的种类比较多。我基本上什么都盛一点，这样就可以保证膳食全面。

下午加餐：一盒牛奶或酸奶 / 一点干果 / 一个水果 / 喝燕窝

晚餐

主食（一点米饭 + 一点玉米 / 一点芋头 / 一点地瓜）+ 肉菜 + 蔬菜

♥ 晚上主要是在家吃，晚餐不要吃得太多，要吃新鲜的，新鲜食材加工出来的食物是最好的。

睡前加餐：一杯酸奶 / 一盒牛奶

♥ 睡前加餐主要看个人的情况，如果没有什么问题，就不加餐也没有关系。孕妈妈晚上十点之前休息是比较好的。

准妈妈的困惑

在管理体重这方面，我们可以向谁寻求帮助呢？

马大夫科普

管理体重最科学的是看营养科医生，还可以咨询一些有孕期带教经验的瑜伽老师，或者做孕期服务的机构，这需要看家庭的人力物力财力，还要根据当地生活的具体情况而定。

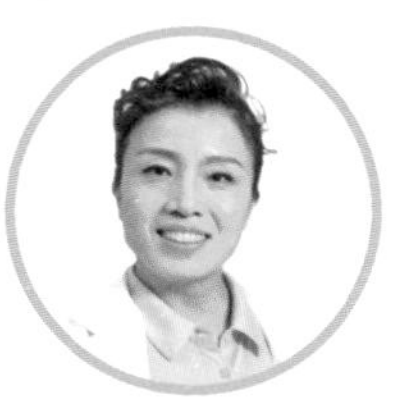

准妈妈的困惑

体重管理分阶段吗？就是孕早期、孕中期，或者是孕晚期？

马大夫科普

不分阶段，怀孕期间都要坚持。

## 马大夫的碎碎念：

### 为什么我不断强调体重管理

妊娠期体重合理的增长会有很多好处。

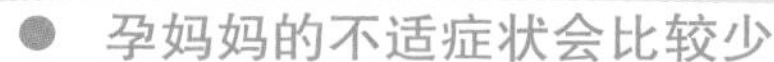

● 孕妈妈的不适症状会比较少

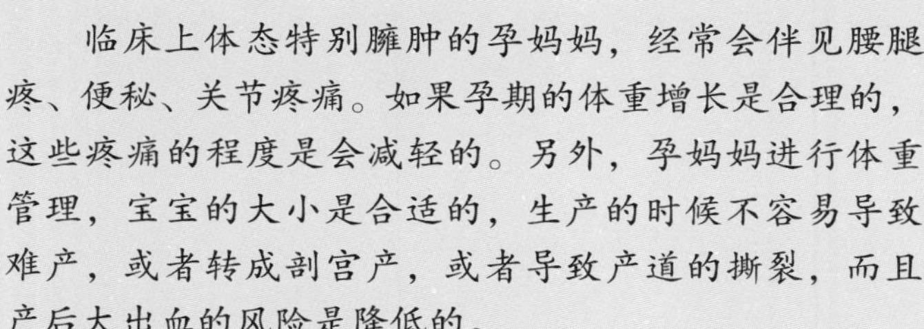

临床上体态特别臃肿的孕妈妈，经常会伴见腰腿疼、便秘、关节疼痛。如果孕期的体重增长是合理的，这些疼痛的程度是会减轻的。另外，孕妈妈进行体重管理，宝宝的大小是合适的，生产的时候不容易导致难产，或者转成剖宫产，或者导致产道的撕裂，而且产后大出血的风险是降低的。

● 可以避免产后长期的体重滞留

不进行体重管理的孕妈妈容易出现产后长期体重滞留，我们经常打比方说俄罗斯姑娘和俄罗斯大妈。生产前体态非常玲珑，但是产后就持续肥胖，然后您可能就耐受这个肥胖，进而一如既往地下去，这样会增加很多代谢综合征的风险，比如说糖尿病、高血压、心脑血管疾病。

● 合理的体重增长对宝宝是特别合适的

宝宝过大或者过小，都容易导致他将来容易发生代谢病，比如说哮喘、过敏性疾病，以及一些肿瘤。现在越来越多的研究表明，您给孩子在宫内的这一段时间整体的健康，对宝宝这一辈子都是有影响的。我们中国人讲的三岁看老，其实是包括在宝宝在子宫里的怀胎九月以及出生后的头两岁，这段时间是给孩子的身体打下好基础的关键时期。

# 什么叫吃点好的

提到吃些好的，大家会想着要吃大鱼，吃大肉，吃补品，吃大枣，吃核桃等，或者喝各种各样滋补的汤等。大家都认为，孕妈妈长得胖胖的，特别富态，孩子一定非常健康。

但是从医学健康的角度，我们说这些不是非常理想的饮食观念。孕妈妈要想吃得好，吃得健康，要做到营养均衡，营养均衡就包括食物要有多样性、食材要新鲜、食品要安全。

## 1 食物要有多样性

我们建议每周要有25种不同的食材，有的人喜欢吃萝卜炖牛肉，天天吃萝卜炖牛肉，这个是不对的。

## 2 食材要新鲜

☞ 要尽量避免吃加工的食品。比如我们原来经常吃的肠、罐头。

☞ 要避免吃过度加工的食品。比如苹果汁、爆米花、土豆泥等，这些都叫过度加工的食品，它会导致您的血糖不稳定，体重过度地增加。

☞ 要避免吃太香太甜的东西。油炸的是最香的，比如说炸薯条。太甜的，比如说冰淇淋、饮料等，这些都是不合适的。

我们说孕妈妈尽量克制自己的欲望，不要多碰这类食物，这对于孕妈妈和宝宝的健康是非常有益的。

## 3 食品要安全

因为食品安全问题导致的悲惨例子我们在临床上见过很多。举一个真实的例子，有一个高龄试管婴儿双胞胎的妈妈，她吃过点的外卖后出现了拉肚子。外卖的食物是被细菌污染的，孕妈妈拉肚子导致了她出现非常严重的全身的发热，导致了两个小孩宫内感染；而腹泻本身会导致孕妈妈的胃肠道极度痉挛，这对子宫是一个刺激，也会增加早产的风险。事件的结局是孕妈妈破水把孩子生出来了。由于当时的孕周是29周，两个小宝宝不到三斤，非常让人痛心。

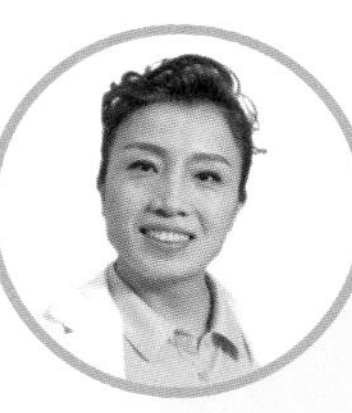

### 马大夫贴心话

**危险的细菌感染**

我们说孕妈妈怀孕的时候，身体里的宝宝对于您而言是异物,因为宝宝不完全是您的,有您爱人一半的成分。所以宝宝的身体会降低您对异物的排斥能力，因此您的免疫力是降低的。所以同样的细菌感染对于孕妈妈而言通常会导致非常严重的状况。

临床上常见的是李斯特菌的感染，它就是从污染的食品中来的。这种细菌会导致胎儿宫内感染，甚至胎死宫内，或者新生儿出生后感染，是非常可怕的。

## 确保孕妈妈们的饮食安全

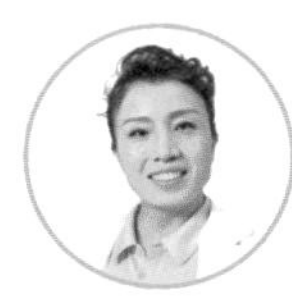

那如何保证饮食安全呢？最重要的一点就是要保证您的食物是充分加热过的，不要进食来源或者加工过程不明的食物。

### ● 不安全饮食习惯大盘点

日常生活中大家容易犯什么毛病呢？

- ✕ 从冰箱拿出来的食物，直接就吃了！
- ✕ 剩菜，剩饭，可能没太注意，没有充分加热就吃了。
- ✕ 生食，比如说很美味的寿司、生鱼片。

以上这些习惯都可能会增加感染李斯特菌的风险。

### ● 一定要吃来路清楚的食物

- ✕ 路边的小摊、大排档，这些食物原材料的来源、储存的时间、加热的情况，我们都不是非常清楚。所以孕妈妈尽量避免在外就餐。
- ✕ 还有一些孕妈妈很时髦，只选择国外的产品。国外的一些食品，比如说奶酪、熏鱼，它不是经过热加工的，是天然风化的，或者是没有经过非常严格的消毒的，也是有危险的。
- ✕ 另外就是奶制品，商场里卖的牛奶都是没问题的，都是经过国家质控检测合格的。如果您们家旁边有养牛场，您不可以直接把现挤的新鲜牛奶拿过来，没有经过巴氏消毒，喝这种牛奶也是有风险的。

所以我们说，怀孕了不能图新奇异，我们还是要吃传统、放心、安全的产品，这个是最好的。

# 什么才是优质的饮食

## 主食

协和营养科大夫最推荐的是杂粮饭。因为大家现在习惯上吃的是白米、白面，白米白面中的糙皮是不够的，它的 B 族维生素是不够均衡的。

杂粮饭指的是一半是大米，还有一半是各种各样的糙米，比如说玉米茬子、小米、黑米、燕麦等，或者外面带着壳的糙米放在一起进行加工。有的时候您可以加一些杂豆，除了黄豆之外的其他的豆子，都可以放在您的主食里。这样的主食营养是最均衡的，我们所需的维生素都是足够的，但是要注意控制合适的量。

我们要提醒大家注意，谷薯类应该算作主食，比如地瓜、芋头、土豆等。这类食物含有很高的碳水化合物，比如这顿您吃的是饼夹土豆丝，那您所摄入的就都是碳水化合物，这是高糖的食物，可能让您的血糖不稳定，并且容易长胖。

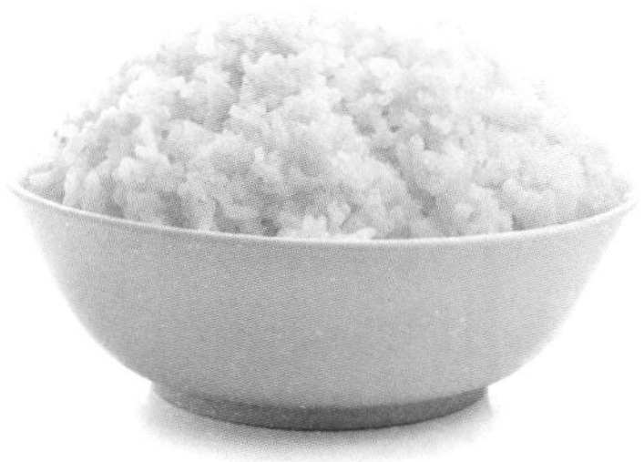

## 肉类

我们还强调孕妈妈要吃合适的肉类，因为有的人是无肉不欢，有的人就不爱吃肉，还有的人是素食主义者。我们说：

**肉类是铁的非常好的来源。**

怀孕后，孕妈妈的血液会稀释，如果原来您是3000毫升，从怀孕到足月，您会有4000多毫升的血液，所以您的血是相对稀释的，因此很多孕妈妈会出现贫血或者铁缺乏的状态。中国女性很多就是铁缺乏的状态，本身基础就不好，怀孕后特别容易出现贫血，贫血补铁最好的来源是红色的肉。红肉指的是牛肉、猪肉、羊肉。红肉中铁的含量高并且容易被人体吸收，所以孕妈妈要保证足量的红肉摄入。协和营养科大夫建议每天吃两到三块您自己手掌大小的红肉就可以了。

除红肉外，也要摄入一定量的白肉。白肉就是我们讲的鱼肉、鸡肉、鸭肉、虾肉。白肉中含的脂肪量比较少，同等量的白肉所含的能量比红肉少。如果您比较胖，或者体重增长得多，吃的时候就要将鸡鸭皮去掉，因为鸡鸭皮下有皮下脂肪，我们尽量要少吃。深海鱼肉里含有DHA，对小孩的脑发育是有好处的。

# 优质的饮食

## 足够的青菜

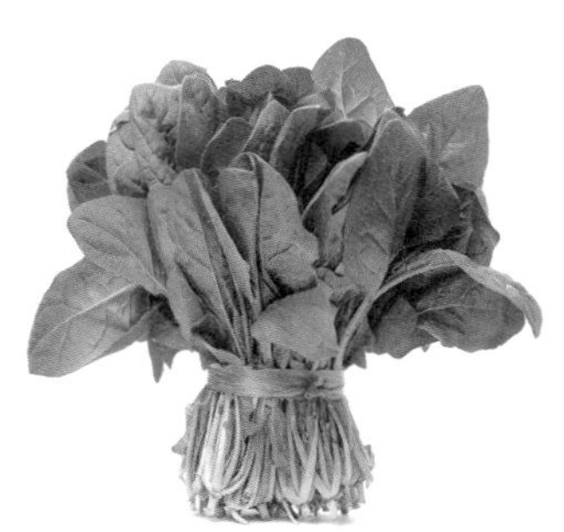

青菜指的是绿叶青菜，比如菠菜、白菜、油菜等。青菜的能量不是很多，同时它会给您饱腹感，因为有的孕妈妈特别容易饿，每天跟狼一样地找下一顿吃。而粗粮和青菜会增加饱腹感，避免您过度饥饿。

## 鸡蛋

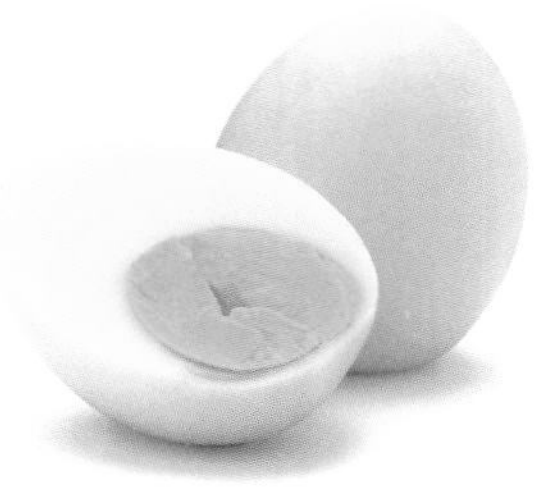

鸡蛋是优质蛋白质的来源。我们特别主张孕妈妈每天吃一到两个鸡蛋，但不要再多了，再多就是浪费，对身体是一种负担。鸡蛋最好的做法是白水煮着吃，或者是蒸蛋吃，尽量不要去煎蛋，因为煎的话油脂会太多，身体吸收的热量就会过多。

## 干果

干果含有优质的脂质，这对宝宝的大脑发育是有好处的，而且也是很好的休闲零食。我们主张您每天吃一把干果，您手多大就吃多少，也就是 20~25 克，要注意控制您的总量。干果可以有各种各样的选择，比如核桃、开心果、大杏仁、瓜子、花生等都是可以的。要多种干果混着吃。需要注意的是干果不要加太多盐，因为一些干果里加了很多的盐，吃了过多的盐会导致您水肿，严重的话还可能导致高血压。

## 水果

现在的水果太丰富了，我们见过一些孕妈妈每天吃一斤，葡萄论盆吃。还有的孕妈妈一个礼拜吃俩榴莲，因为她爱吃那个味儿，家里人说那爱吃就多吃点。由于水果里面含有很多的糖分，过量摄入会导致体重迅速地增长，会增加您妊娠糖尿病的风险。如果您是胖妈妈，您就选黄瓜、西红柿，以及一些低糖的水果。水果每天 250 克就足够了，也就是一个大苹果的量。

# 优质的饮食

## 牛奶

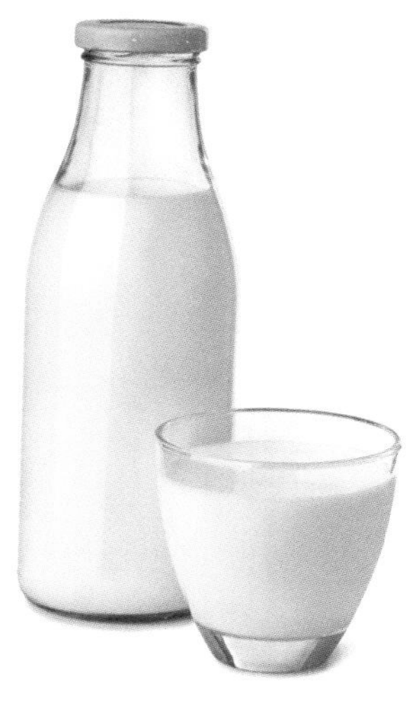

我们特别提倡孕妈妈增加牛奶摄入量，因为孕期尤其是中晚期，一直到产褥期以及哺乳阶段，孕妈妈身体对钙的需求量非常高，而钙最优质的来源就是牛奶。虾皮含钙也比较高，但是太咸，不能空嘴吃很多，因此摄入的钙是不够的，所以一定要喝牛奶。

胖妈妈要喝低脂牛奶，如果一切正常，我们喝全脂牛奶就可以了。注意它的保质日期，注意它的安全性就可以了。

有的孕妈妈说喝牛奶胀肚子，这主要是因为您身体里缺乏代谢牛奶的酶，那您可以喝一些常温下的酸奶，试试看会不会好一点。如果拉肚子不严重，我们可以少量多次，逐渐地适应喝牛奶。

如果说酸奶和牛奶您都喝不了，那就得吃一些膳食补充剂，比如一些钙片制剂，以保证足够的钙摄入量。

## 健康的烹饪方式

您知道什么是健康的烹饪方式吗？少油炸、少煎的、少红烧，尽可能用炒、蒸、煮的方式。

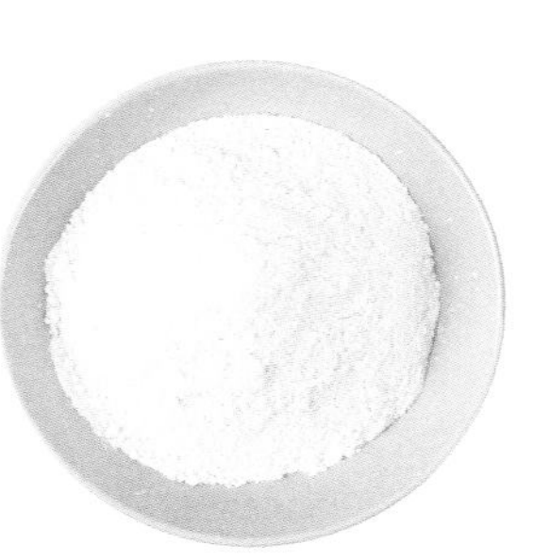

再比如说勾芡，里面都是淀粉，就会增加糖的摄入。类似这些细节问题，我们都要注意。

需要提醒孕妈妈的是佐料是安全的，花椒大料这些都是没有问题的，大家不要过度担心。有的孕妈妈不敢用料酒，因为烹饪的过程中料酒会蒸发，您吸收的会很少，因此也是安全的。

## 餐次的分配

**孕妇提倡 3+3 餐次**

孕早期孕妈妈的饮食跟孕前是完全一样的。

孕中、晚期孕妈妈的能量摄入是增加的，我们希望孕妈妈做到三顿正餐，三顿加餐，就是 3+3。两餐中间有一个加餐是最合适的，每一顿都不要吃得太撑。合理选择加餐的水果、零食是特别重要的。我们尽量不要吃薯片、虾条等油炸的东西，或者是加工的香肠，我们可以吃干果、酸奶、牛奶，或者一些苏打饼干。

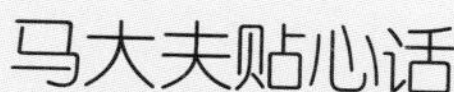


### 孕妈妈应少下馆子，少叫外卖

孕期饮食最重要的就是减少外出就餐，少下馆子。

外出就餐进食会过多，导致能量过剩。另外大师傅为了让菜变得更好吃，他会加很多油、调料，会勾芡，或者采用煎、炸等烹饪方式。还有他们使用的原材料、油等也不太敢保证质量。

还有一些孕妈妈天天叫外卖，每次都是盖浇饭，这都是不合适的！因为像盖浇饭这种汤泡饭，里面的油和盐通通都被您吃进去了。它是很香，但是对您的身体是有损害的。现在很多孕妈妈很强调怀孕后要补这个补那个，她们不了解的是每日的膳食才是孕妈妈营养均衡的基础，像钙、铁、维生素是在均衡膳食的基础上，再锦上添花的东西。如果您的基础膳食都是不均衡、不营养、不健康的，那您多加多少维生素，都是于事无补的。

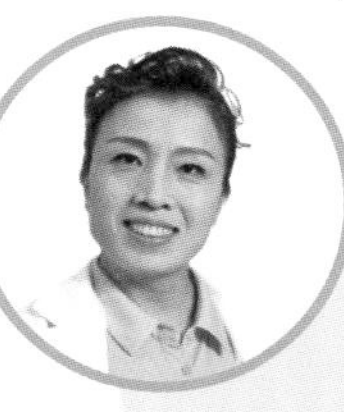

### 准妈妈的困惑

怀孕期间可以摄入保健品和膳食补充剂吗？

### 马大夫科普

孕期其实不需要那么多补品，比如说吃人参、桂圆等这样一些食物。而膳食补充剂像多种维生素、铁、钙、DHA、维生D、膳食纤维、益生菌是针对有需求的人群进行补充的。

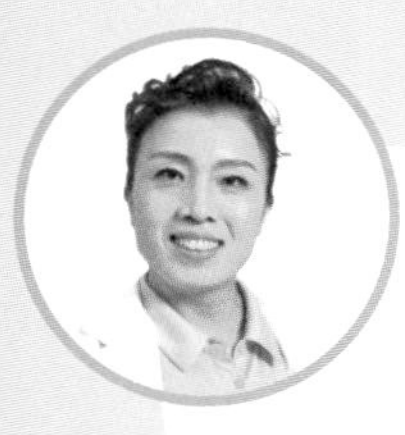

准妈妈的困惑

怀孕期间多吃苹果生出来的宝宝会特别皮肤白？还有可乐喝多了，小孩皮肤会变黑，对吗？

马大夫科普

这些都是大家的一个误区。我们所有吃的食物会经过胃的消化和肠道的吸收，有用部分才被身体吸收。大家都希望生出来白白的、好多头发的宝宝。您只有做到营养均衡，您的孩子的皮肤和发质才会好。均衡的营养对宝宝肌肉、骨骼、大脑的发育都是特别有用的。

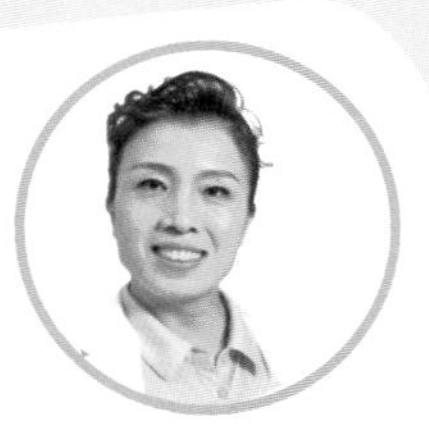

准妈妈的困惑

孕期的不同阶段，营养的补充有什么不一样吗？

马大夫科普

孕早期跟怀孕前期是一样的，一点都不需要多吃。到12周您孩子只有5、6公分，一点点。我们要注重补充的是叶酸，叶酸可以通过膳食补充剂，或者是绿叶青菜来获得。

孕中期每天要增加300大卡，孕晚期增加450大卡，其实这个大卡换算成食物没有多少的份量，大概就是半碗饭，或者是一块肉。我们说这些能量的摄入要格外重视的就是蛋白质、铁和钙。蛋白质是各种的植物蛋白和动物蛋白。动物蛋白就是鱼、肉、蛋、奶，植物蛋白就是豆制品。铁和钙呢，孕妈妈自己心里要想着，我今天喝牛奶了吗？我喝了多少牛奶呀？我今天肉够不够啊？这些都是我们要特别注意的。

## 马大夫支招

### 如何判断自己的营养是否均衡

我们都希望孕妈妈有条件就去营养科做一个评估。目前临床上可以检测多种微量元素、体内的矿物质含量，比如铁、叶酸、维生素 D、碘等，这样大夫可以通过了解您的蛋白质、糖等基础的状态，给您合理的膳食建议。以下几类人群尤其应该注意：

- 特别有心的孕妈妈，想关注自己的情况
- 肥胖，比如说还没怀孕就 200 斤了
- 前一胎有妊娠期糖尿病
- 本来就有慢性高血压，特别需要注意盐的摄入
- 有甲状腺疾病，特别需要注意碘的摄入
- 有基础贫血的状态
- 双胎宝宝：特别需要额外的营养素，又怕吃多了

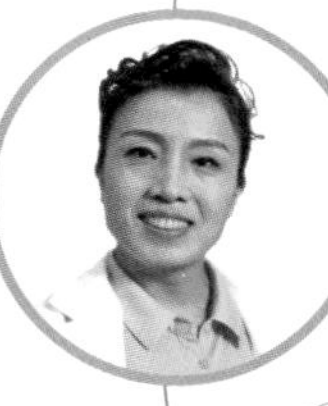

## 应对小锦囊

### 1 担心体重增加过多的孕妈妈、双胎宝宝

饮食记录 + 营养科医生意见 + 规律的生活

## 2 有糖尿病、高血压、贫血等慢性疾病家族史的孕妈妈

去营养科做一套系统的检查→饮食记录＋营养科医生评估→中孕期、晚孕期复查

## 3 常规超声检测

超声会提示宝宝有没有过大或者过小，有没有羊水过多的状况。比如说宝宝过大，羊水过多，就提示高血糖，您吃多了。高血糖对孩子是有影响的。

还有的孩子太小了，比他发育的孕周要小，这其中很重要的原因就是要看您的营养摄入是不是均衡、足够。

## 4 跟着感觉走

- 缺钙会抽筋。如果您晚上蹬蹬脚就抽筋，就说明您的钙摄入是不够的。您可能要注意补钙、晒太阳、喝牛奶、去活动，让自己的肌肉有足够的紧张和放松、拉伸的状态。

- 缺铁会没精神，总是困。睡觉起来眼睛发黑，肌肉酸痛，人变得更加敏感，以上这些状况都提示我们可能会有缺铁的情况。血常规就可以了解铁的摄入状况，可以帮助您及时地去补充膳食补充剂，去纠正您可能会出现的问题。

但也有一些孕妈妈没有那么好的条件，也不想多花钱，也没有营养科大夫可以找得到，因为地方医院没有相关的服务，不能做这些检测。那我们最起码的就是测体重。测量体重是特别简单易行，并且免费的方法。您要了解自己的体重是不是呈匀速增长状态，就是我们常说的半斤、八两、一斤这样的一个情况。

### 孕早期

体重不升不降，或者是匀速地长 1~4 斤就够了。

### 孕中、晚期

体重指数（BMI）= 体重（kg）÷ 身高（$m^2$）

如果您是基础比较瘦的妈妈，BMI 小于 18.5，我们建议每周您可以长一斤。

如果您原来的体重是合适的，就是 BMI 在 18.5~22 之间，我们建议您每周长 8 两。

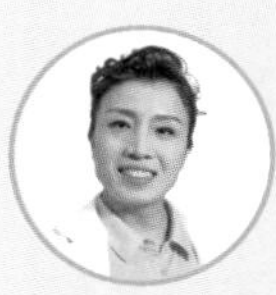

马大夫小贴士

什么时候要开始注意饮食均衡呢？

其实您的卵子早在几个月前就准备好了，饮食均衡是一个长期艰苦的任务。比如每天都爱喝可乐、爱吃薯条、爱吃炸鸡，那您一下转变过来是非常难的。如果您有很好的饮食习惯，您就坚持，如果您有非常不良的饮食习惯，就尽早改正。我们说人的习惯养成是 21 天，那坚持三个月您就会习惯健康的饮食方式，习惯不去贪嘴，不去偷懒。

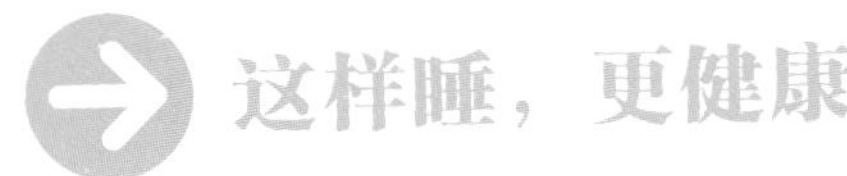

# 这样睡，更健康

看到标题的你，是不是又想歪了？

“睡”的姿势那么多，我们要说的当然是健康的睡眠姿势啦！

其实睡眠姿势对胎宝宝和孕妈妈是有影响的，而这个影响来源于逐渐增大的子宫对腹主动脉、下腔静脉、输尿管的压迫，而增大的子宫才会有这样的影响。

妊娠5个月以后，子宫会迅速增大，此时睡姿容易对孕妈妈和胎宝宝产生影响，孕妈妈从这时起就要注意睡姿了。

## 各种睡姿

### 左侧睡

⊙当孕妈妈左侧睡时，右旋的子宫得到缓解。

⊙减少了增大的子宫对腹主动脉及下腔静脉和输尿管的压迫。

⊙增加了子宫胎盘血流的灌注量和肾血流量，使回心血量和各器官的血液供应量增加。

⊙有利于减少妊娠高血压的发生，减轻水钠潴留和水肿。

⊙左侧睡对胎宝宝的成长发育和孕妈妈的身体健康都是有好处的。

**平躺（仰卧）**

⊙当孕妈妈平躺时，增大的子宫会压迫脊柱前的腹主动脉，导致胎盘血液灌注减少，使胎宝宝出现由于缺氧、缺血引起的各种病症，如宫内发育迟缓、宫内窘迫等。

⊙对孕妈妈来说，建议不要经常平躺，否则可能会出现头晕、心慌、恶心、憋气等症状，严重时还可能引起低血压，也可引起排尿不畅、下肢水肿、痔疮等。

**右侧睡**

⊙孕妈妈右侧睡的直接影响是子宫进一步右旋，间接影响是子宫血管受到的牵拉或扭曲加重，子宫胎盘的供血减少，建议孕妈妈尽量不要右侧睡。

所以，孕妈妈可以尽可能地采取稍微左侧睡的睡眠姿势。

## 马大夫贴心话

### 不必强求整夜都保持左侧睡

虽然左侧睡有种种好处，但是不要求孕妈妈整夜都保持左侧睡。一整夜保持一种睡姿，会感到超级累。

所以孕妈妈只要做到以下几点就足够了：①躺下休息时，尽量采取左侧睡。②半夜醒来时发现自己没有采取左侧睡，就改为左侧睡。

如果感觉不舒服，就采取让自己舒服的体位。

请扫描二维码，观看马大夫讲“胎心监护、数胎动、宫缩”

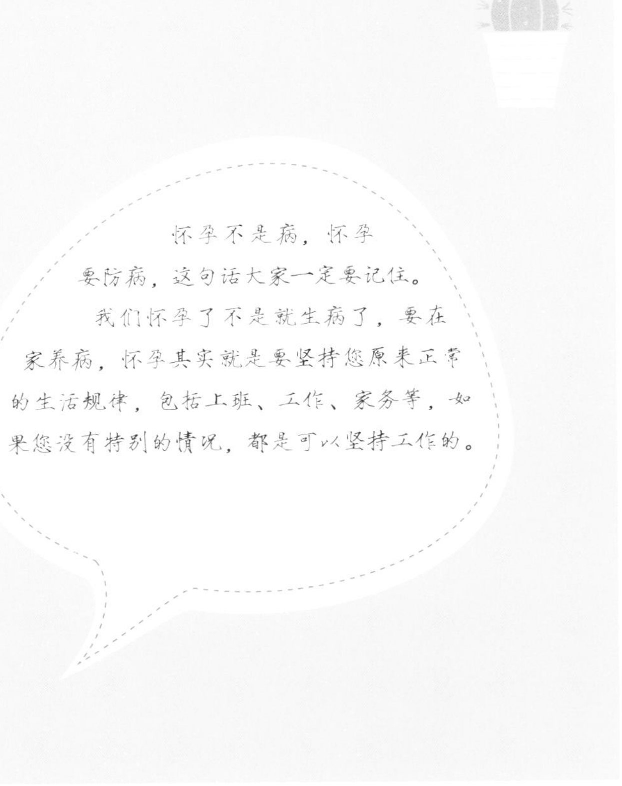


# 8 铁人孕妈，怀孕、门诊、科研、科普样样风生水起

孕 8 月：29~32 周

# 第8月

## 孕妈妈的变化

子宫：子宫底高度26~30厘米。

身体：孕妈妈胸部和胃部受到胎儿压迫，产生心悸、恶心、腹胀、便秘等现象；压迫下肢静脉，出现腿脚水肿。孕妇的骨盆、关节、韧带均出现松弛，耻骨联合可呈轻度分离，原因是受孕激素的影响，若过分松弛可引起关节疼痛。乳房、腹部和大腿皮肤上的淡红色花纹增多。

## 胎宝宝的变化

胎重：1500~2000克

胎长：约44厘米

四肢：手指甲已经很清晰。

五官：眼睛时开时闭，可以辨认和跟踪光源。听觉神经已经发育完成，对声音开始有所反应。胎儿已经长出一头胎发。

系统：肺和消化道已接近成熟，肺已具备呼吸能力，消化道能分泌消化液。男孩的睾丸开始从肾脏附近的腹腔沿腹股沟向阴囊下降，女孩的阴蒂已突显出来，但并未被小阴唇所覆盖。胎儿皮肤由暗红变浅红色，皮肤触觉发育完成。

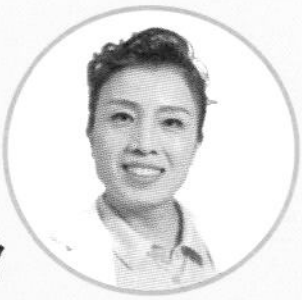

我的状态

这个月我的体重增加了2000克，体重每周增加500克是很正常的。

体重：68千克

运动记录：瑜伽

心情手记：9月30日，44岁来了，很难想象怀着宝宝过44岁生日，孕期顺利！助产年会表演孕妇瑜伽，全场轰动。

产检笔记：进行妊娠高血压预测检查，特别是高龄产妇。体检为2周一次。宝宝大小正常。

豆豆的状态

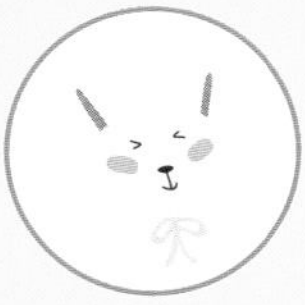

豆豆发育迅速，头围增大，听觉系统发育完成，此时对外界刺激反应也更为明显。宝宝动得次数比原来少了，动作也减弱了。

孕妈妈的状态手记

体重：　　　　千克

血糖：　　　　毫摩尔/升

血压：　　　　毫米汞柱

运动记录：

心情手记：

产检笔记：

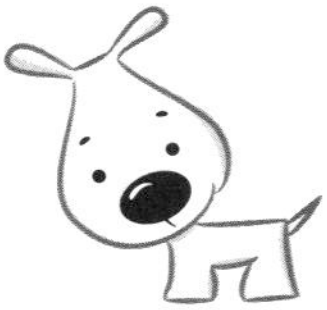

## 宝宝B超检查正常值（单位：厘米）

| | 孕29周 | 孕30周 | 孕31周 | 孕32周 |
|---|---|---|---|---|
| 双顶径平均值 | 7.50 ± 0.65 | 7.83 ± 0.62 | 8.06 ± 0.60 | 7.24 ± 0.65 |
| 腹围平均值 | 23.71 ± 1.50 | 24.88 ± 2.03 | 25.78 ± 2.32 | 26.20 ± 2.33 |
| 股骨长 | 5.61 ± 0.44 | 5.77 ± 0.47 | 6.03 ± 0.38 | 6.43 ± 0.49 |

## 我的宝宝B超检查正常值（单位：厘米）

| 宝宝孕周 | 双顶径 | 腹围 | 股骨长 |
|---|---|---|---|
| 29周 | | | |
| 30周 | | | |
| 31周 | | | |
| 32周 | | | |

## 孕8月，我的产检项目单

♥ 一般检查

问诊，测体重，量血压，尿检，水肿检查，腹围，子宫底高度检查。

♥ 血液检查

贫血检查

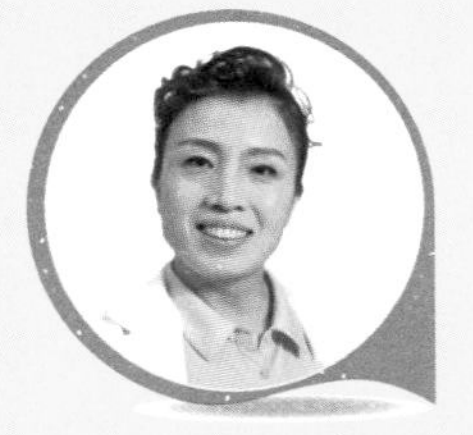

**医生妈妈的叮嘱**

**在已完成的事情前划√**

□ 提防早产：孕8月，为了保证孩子的健康成长和维护孕妇自身的健康，孕妇在起立行走方面应注意，要提防胎儿早产。

□ 饮食少量多变化：孕妈妈应适量控制蛋白质、脂肪的摄入量，以免胎宝宝生长过快给分娩带来一定的困难。

## 孕妇的基本动作

孕妈妈肚子变大后，日常生活中很多动作就需要稍加注意了。

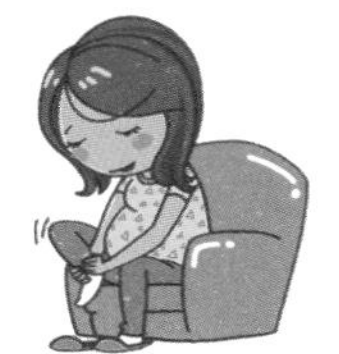

穿袜子的方法

坐在椅子或者床上穿

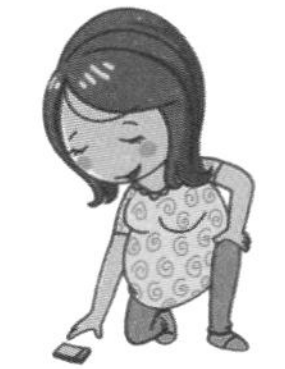

弯腰的方法

上身直立，膝盖弯曲，不要给腹部增加负担。

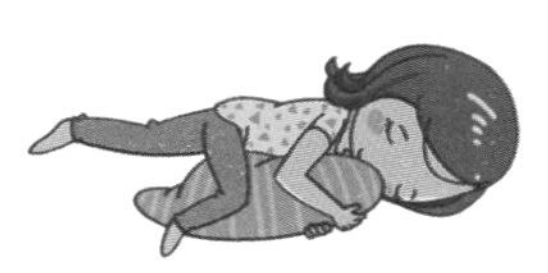

睡觉的姿势

选择侧卧，或者抱个孕妇专用抱枕。

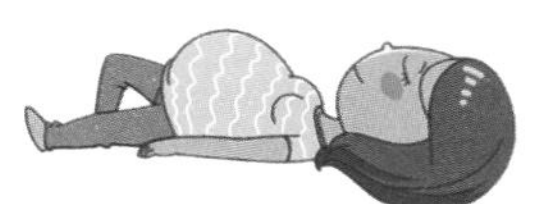

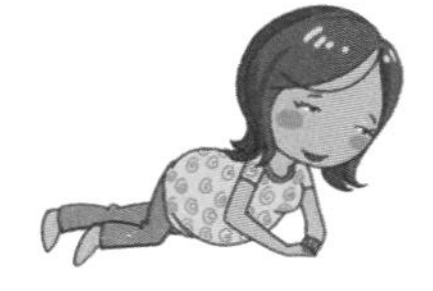

卧位起身的方法

1. 平躺姿势时弯曲膝盖，翻转侧身。
2. 用双手及双膝盖支撑起上半身。
3. 慢慢支撑起上半身，先坐起来，再下地。

# 工作压力背后我的坚持

我的工作坚持得很艰难，为啥？工作中我看到的都是不良孕产史居多，比如有的宝宝胎死宫内了；生出来有窒息的状况；妈妈大出血了；甚至孕产妇死亡，在我的怀孕期间都曾经历过。

作为一个妇产科医生更知道自己怀孕的风险，因此有时候我也会有一点紧张，因为想一想，我比她年纪还大，我会不会有类似这种情况呢？比如说生产时出现大出血了，我必须要去救治，有的时候边救边觉着自己都有宫缩，非常紧张。

有时候，我会被一些不良情绪所感染。因为医生就是一个垃圾筒，患者积累一些情绪，她就跟你倾诉。而我就得接受这些，同时我还要及时地给它倒掉。其实我觉着作为一个孕妈妈，怀孕的时候如果心态不够好，每一件事情都往自己身上靠，确实是很危险的。

在北京协和医院工作，整个大环境对工作是高标准、严要求的，我们要求医教研都要好，除了基本的医疗、教学、科研，我又坚持孕产科普，等于是第四项工作。这些都是我在怀孕前一直在做的工作，这些工作有主动的，有被动的，有需要按时按质按量去完成的，也有自己内心想去做的事情。这些事情都得做，我就需要合理安排自己的时间，合理安排我的各项工作节奏和生活。时间都是挤出来的，把有限的时间放在有意义的事情上，我认为这个特别关键，同时还要懂得抓住重点。

准妈妈的困惑

是什么样的信念，让您一直这样坚持做呢？

马大夫科普

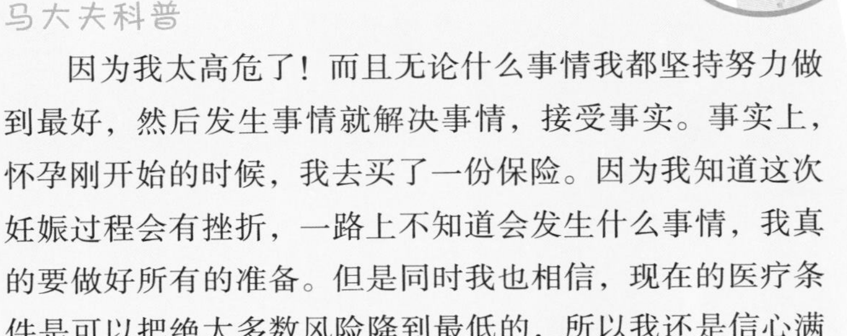

因为我太高危了！而且无论什么事情我都坚持努力做到最好，然后发生事情就解决事情，接受事实。事实上，怀孕刚开始的时候，我去买了一份保险。因为我知道这次妊娠过程会有挫折，一路上不知道会发生什么事情，我真的要做好所有的准备。但是同时我也相信，现在的医疗条件是可以把绝大多数风险降到最低的，所以我还是信心满满地坚持做自己应该做的事情。

## 孕期工作串串烧

### 孕 2 月

- 参加《怀孕，你准备好了吗》的新书发布会
- 赴维也纳参加全球产科医生领导力培训项目

### 孕 4 月

- 承担妇女发展基金会项目

### 孕 5 月

- 7 月 9 日出差讨论孕产妇队列 - 协和研究
- 继续开展课题讲课工作
- 参加会议，为天津和睦家医院 Afnan Masoud 院长进行现场和讲座翻译

❀ 签名赠书活动

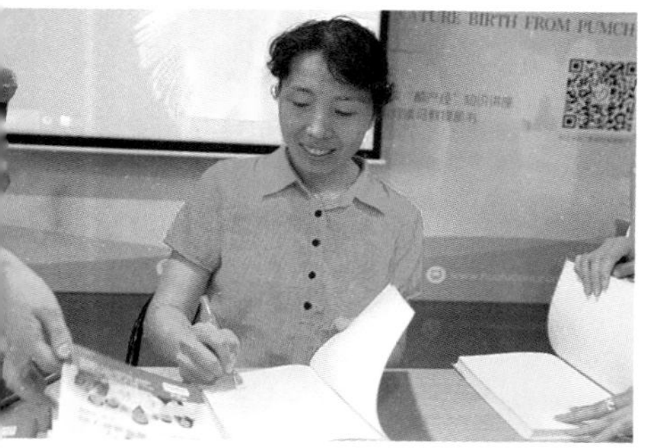
签名赠书

## 孕6月

❀ 国家卫生计生委项目，强调利用互联网进行妊娠期体重管理

❀ 北京市孕期营养门诊建设项目准备，以后北京所有的产科都要配备孕期营养门诊

❀ 急诊多科会诊，屡次遇到不规律产检、不听话的孕妇，病情危重，科普工作，任重而道远！

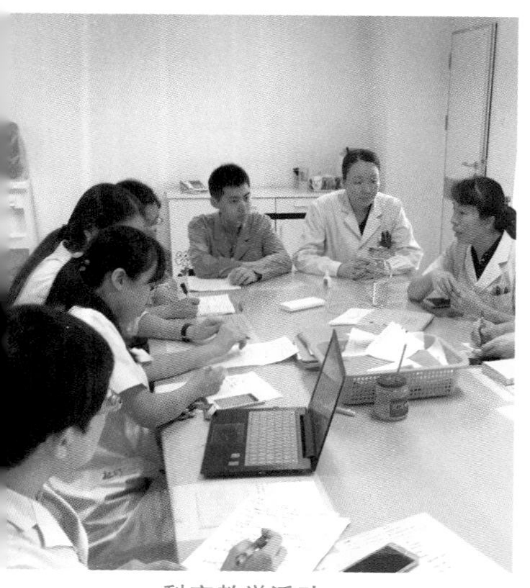
科室教学活动

## 孕7月

❀ 北京市科委科学技术普及专项：基于互联网的围产期健康教育科普活动课题结题汇报

❀ 配合临床试验，观察正常孕妇的动态血糖监测

❀ 主持国家卫生计生委疾控局和国际儿童基金会项目：代谢平衡法探讨维持孕妇和新生儿甲状腺功能正常条件下孕妇尿碘界限值的研究。

❀ 主持国家自然科学基金项目：妊娠期间饮食状况及饮食调节对孕产妇及其子女健康状况影响的队列研究

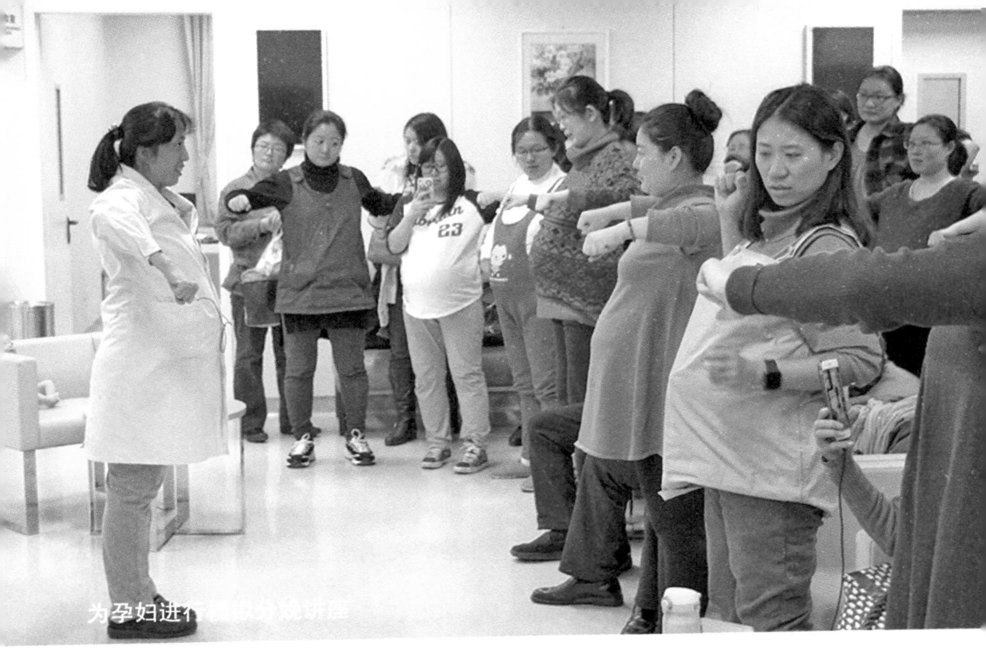

为孕妇进行模拟分娩讲座

- 参加中国妇产科医师大会，大会发言“围产期健康管理”
- 参加同事谭先杰医生的新书发布会

## 孕 9 月

- 下班后进行标准化病人培训
- 参加“高龄生二孩的 N 个困惑”直播
- 主持“全国产科规范化诊疗学习”会议
- 主持模拟分娩讲座
- 国际助产士日孕期瑜伽表演，引起轰动
- 去天津讲座，这是孕期最后一次出差

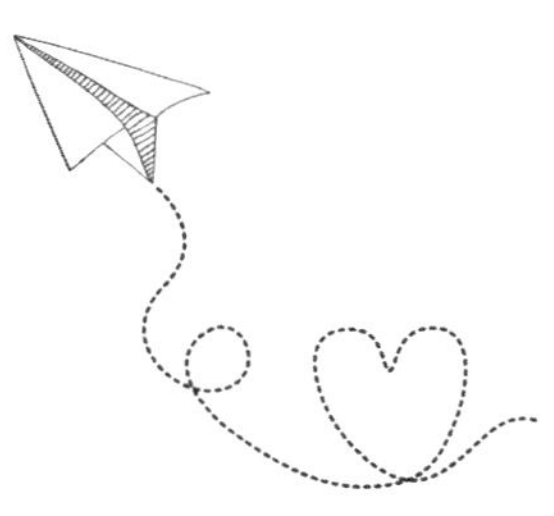

## 孕 10 月

- 参加纪念林巧稚大夫的妇产科学术论坛
- 在青春期健康教育会上发言

能干的孕妈妈

## 孕期是否坚持工作，听马大夫来支招

很多在职的二胎妈妈担心坚持工作会加重孕期负担。不过，对于孕期是否坚持工作，要因具体情况而具体分析。我们认为如果妈妈能够上班还是坚持上班，正常的工作状态对孕妈妈来说是有百利而无一害的。

正常的工作状态可以保证您每天能做点什么。可以想象，如果一直在上班的人突然在家呆着，她干嘛呢？看电视，看书，玩手机，偶尔去购物，买菜，大概就是这样。这样您每天的能量消耗是很少的。我管理的一些孕妈妈每天在家呆着，她们常常诉苦：

没胃口。睁眼就是吃，然后睡一觉，下一顿还是吃，一点胃口都没有。

便秘。由于每天活动特别少，经常出现便秘。

胡思乱想。她们经常通过手机上网去看各种的帖子，因为好事不出门，坏事传千里，所有人当有不好的体验，不好的经历，她才愿意去倾诉，因此她们经常会接收各种负能量的消息，越上网去查就越紧张。因为不知道什么是真的，什么是假的，什么是对的，什么是错的。

所以我们说，上班可以帮助您分分心，不要总想着我会出问题呀、我的宝宝是什么样的情况等。

同时您在工作的时候跟同事们去打交道，不断地沟通交流，这也是一种胎教。因为很好的人际关系是有益于身心健康的。

另外，上班工作可以保证每天的运动量是够的，起码您要走一走吧？所以我们觉着如果有可能，尽量维持原来的生活工作状态是最好的。

当然也有个例，比如说有的人思想压力特别大，总是在开会，总要求绩效；会接触辐射的不安全的环境；工作时需要长时间地久站；或者在大城市通勤时间太长，或者通勤不方便，比如在地铁里经常会憋闷、被人挤着等。那您就可能要请假或者换一个工作的环境等。如果医生没有特别的交待，我们就是可以继续原来的工作。

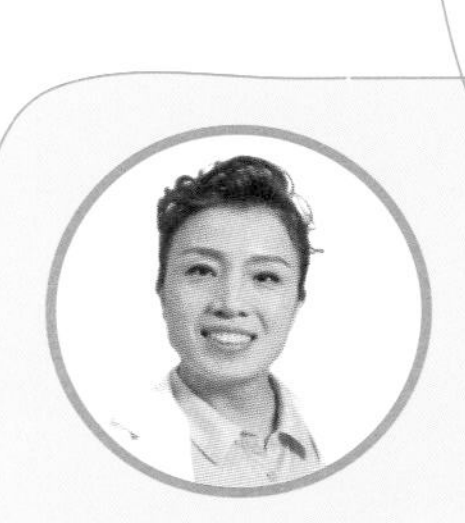

准妈妈的困惑

什么样的孕妈妈无法正常工作？

马大夫科普

主要是产科检查有问题，比如说有很严重的心肾的疾病，或者有前置胎盘，有早产的风险，或者一直在出血，并且有各种不适的症状，那可能要请假在家休息。

准妈妈的困惑

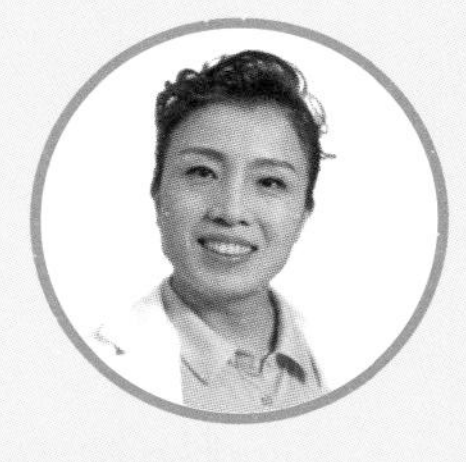

**如果工作压力特别大，对于宝宝会有什么影响呢？**

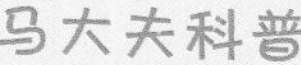



怀孕期间如果工作量特别大的话，包括较大强度的体力劳动和压力较大的脑力劳动，孩子生长会受到影响。我管理过的一个经理，她总在开会，总在忙碌，精神持续紧张。她产检发现胎儿宫内发育迟缓，比相应的孕周要小。我们让她不再开会了，好好在家休息，加上营养的调理，她的宝宝便不断回归到正常的状态。

压力过大还容易导致早产。早产一部分跟感染相关，一部分是跟压力有关系的。因此临床上我们建议有过早产史，或者有频繁宫缩的孕妈妈，要适当地减轻工作或生活中的压力。

## 胎动

## 孕妈妈和胎宝宝最好的交流

胎动，是胎宝宝在孕妈妈子宫内的活动，也是胎宝宝与孕妈妈交流的一种方式。据研究，胎宝宝在妊娠 8 周以后就已经开始动了。不过一般孕妈妈会在孕 4、5 个月，也就是孕 16~20 周的时候，可以感受到胎动。到了孕 7 个月的时候，孕妈妈能很明显感觉到胎宝宝在子宫中的活动，这时候孕妈妈要按时数胎动啦！通过计数胎动，孕妇可以进行自我监护，从而关注胎儿的健康状况。由于每个胎儿的活动量不同，胎动数的个体差异很大，12 小时内的累计数自十次至百次不等，因此每个孕妇都有自己的胎动规律。

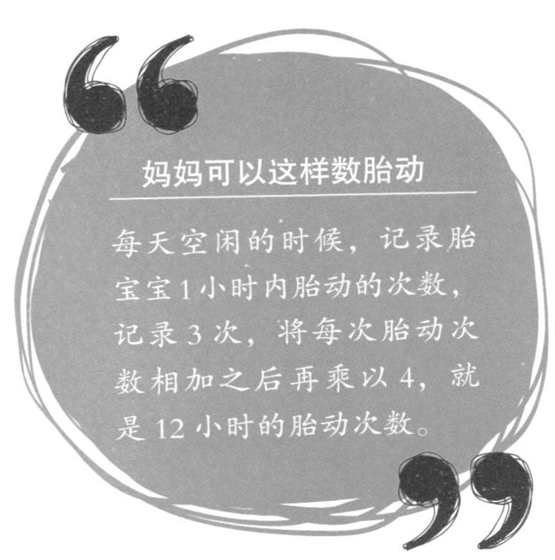


准妈妈的困惑

**为什么有的孕妈妈胎动明显，有的孕妈妈胎动不明显呢？**

马大夫科普

这与孕妈妈自身的情况是有关系的。一般来说，腹壁厚的孕妈妈对胎动的感觉会比较迟钝，而腹壁薄的孕妈妈则容易感受到。另外，胎宝宝的任何运动都受到包裹他的羊水的保护，羊水少的孕妈妈对胎动的感受要明显一些。还有，对痛感很敏感的孕妈妈一般连很轻微的胎动也能捕捉到。一般经产妇比初产妇能更早感受到胎动。

### 胎动异常的情况

孕妈妈计数12小时内的平均胎动数如果小于20，就属于胎动异常。

#### 胎动减少

可能原因有准妈妈血糖过低、发烧。准妈妈的体温如果持续过高，超过38摄氏度的话，就会使胎盘、子宫的血流量减少，小家伙也就变得安静许多。所以，为宝宝健康着想，准妈妈需要尽快去医院，请医生帮助。

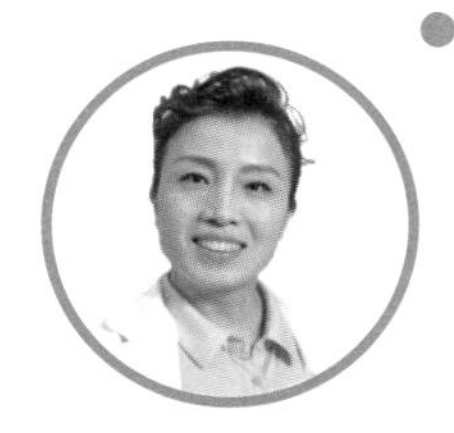

**胎动减少的建议**

①注意休息，注意随气温变化增减衣物，避免感冒。

②尽量避免到人多的地方去。

③经常开窗通风，保持室内空气流通，适当进行锻炼。

④多喝水、多吃新鲜蔬菜和水果。

#### 其他情况

出现以下情况的胎动异常，建议孕妈妈要及时就医，这或许是胎宝宝发出的“求救信号”。

1. 胎动比平时明显增多后又明显减少

可能原因有缺氧、高血压、受到外界撞击，以及外界噪音的刺激都会使胎儿作出类似的反应。

2. 胎动突然变得剧烈或幅度突然显著增大，后来又大幅度变小。

可能原因有脐带绕颈过多过紧，好动的小家伙翻身打滚时一不小心被脐带缠住了，因缺氧而窒息的现象。

3. 孕妈妈连续计数2小时，其中每小时的胎动次数都小于3。或者第二次记录的胎动数与前一次记录的数值相比，减少了一半。

可能原因有准妈妈血糖过低、发烧。

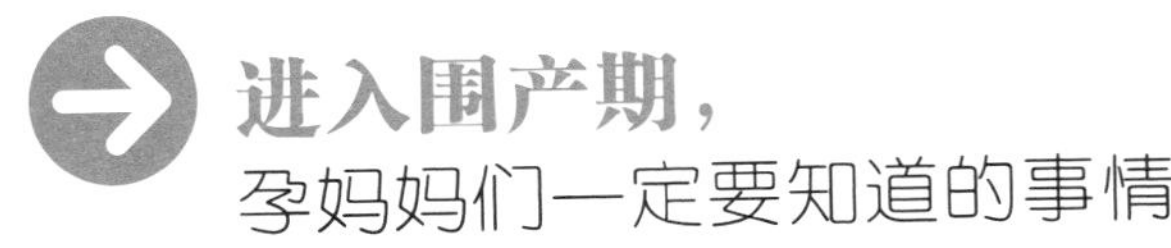

# 进入围产期，孕妈妈们一定要知道的事情

所谓的“围产期”，是指怀孕28周到产后1周这一重要时期。很多孕妈妈觉得妊娠进入第28周之后，唯一要做的就是安心等待宝宝的出生了。妊娠第28周除了标志着您进入了孕晚期，也表明您进入了对于您自己和宝宝来说容易出现危险的时期，也就是传说中的早产。

## 了解早产和早产儿

早产是指怀孕满28周，但未满37足周就把宝宝生了下来。早产的宝宝各器官还发育得不够成熟，独立生存的能力较差，称为早产儿。

早产儿各器官发育不成熟，功能不全，如宝宝的肺不成熟，肺泡表面缺乏一种脂类物质，不能使肺泡很好地保持膨胀状态，导致宝宝呼吸困难、缺氧。

宝宝的吸吮能力差，吞咽反射弱，胃容量小，而且容易吐奶和呛奶。吃奶少，加上肝脏功能发育不全，容易出现低血糖。

体温调节功能弱，不能很好地随外界的温度变化而保持正常的体温，多见体温低等。

## 早产有哪些征兆？

早产的主要表现是子宫收缩，常伴有少量阴道流血或血性分泌物。

如果宫缩变得比较频繁了，最初为不规则宫缩，逐渐发展到7~8分钟一次，即半小时有3~4次，还可能伴随腰酸、腰痛，这种有规律的且伴随疼痛的宫缩变得越来越频繁时，子宫口则开大，这就是要早产了。

## 怀疑早产，要及早就医

由于妊娠36周前，早产的初期宫缩与假性宫缩很难区别开来，从安全方面考虑，孕妈妈不能自行判断是早产征兆还是假性宫缩，出现以下几种情况时需要及早就医检查：

- 孕妈妈出现频繁且有规律的宫缩，并伴有疼痛，一般在1小时内出现4次及以上的宫缩。如果宫缩频繁且有规律，但孕妈妈没有疼痛感，这时也要去医院检查。

- 孕妈妈阴道分泌物有变化，如分泌物变黏稠、变稀或有血丝等都需要看医生。

- 孕妈妈腹部下坠感明显，且伴有后腰疼痛的症状。尤其是以前没有腰痛的孕妈妈，这时候感觉非常明显。

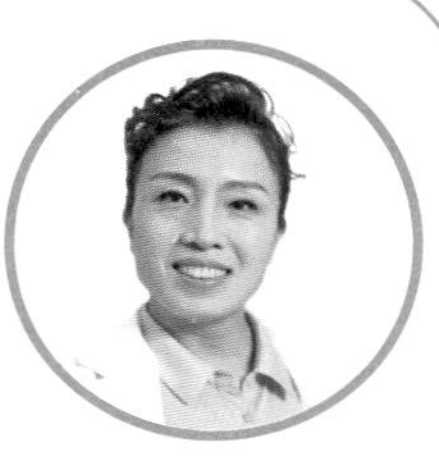

准妈妈的困惑

怀孕不规则出血，检查结果是胎盘低置，多久才能脱离危险期？

马大夫科普

产科以 28 周为界，28 周前的胎盘位置低，靠近、紧邻或覆盖宫颈内口，我们叫作“胎盘低置状态”。此时如果不是阴道出血十分严重，危及母儿生命或胎膜早破，我们会继续观察，随着子宫的增大，胎盘边缘有上移的可能，但具体多久不能保证，只能定期检测 B 超，了解胎盘状态。

28 周以后则称之为“前置胎盘”，一直到分娩前，胎盘都是有机会“长上去”的，您要做的就是不要过度焦虑，也不要掉以轻心，定时产检，按时复查 B 超，如有阴道出血、腹痛、胎动变化等不适及时急诊就诊，最终根据胎盘的情况在合适的孕周以合适的方式分娩即可。

# 了解这些技巧，您也能成为产床上的大力士

"憋住气，全身的劲儿都往下使，用力用力！"

没错，这就是您在产床上生孩子的时候产科医生或助产士会对您说的话。孩子要怎么生？光知道生孩子的方法，如果肌肉的力量不够，无论医务人员跟您喊多少遍"用力用力"，那孩子生得也是费劲儿的。分娩本质上是一种在神经激素调节下进行的一系列肌肉收缩舒张的运动，孕期要多做分娩用力肌群的力量锻炼，分娩时才会有力气生孩子。

力量锻炼？要上健身房吗？如果您有时间去，有专门的老师指导着，那是极好的，但若您工作忙没时间，那可要好好看看下面的这些分娩用力肌群力量锻炼的轻运动了，它们可都是一些您随时随地有事儿没事儿都可以做的小运动。

## 腹部肌肉力量锻炼：腹式呼吸

腹部肌肉力量可以用简单的腹式呼吸达到锻炼目的。把自己的腹部想象成一个气球，用鼻子吸气，气球膨胀，感觉自己的腹部微微凸起，后用嘴巴呼气，气球变瘪，感觉自己的腹部回到原来的位置。我们平躺时的呼吸型态就是腹式呼吸，所以处于平卧或半卧状态时，我们就可以进行腹式呼吸锻炼。同时，腹式呼吸还能让我们提前适应分娩用力的状态，因为分娩时"屏气用力"的感觉和腹式呼吸吸气时的感觉十分相似。

## 盆底肌锻炼：开电梯

盆底肌锻炼不仅可以增强我们的分娩肌力，还能有效预防产后尿失禁问题，孕妈妈们一定要好好学习，积极锻炼。在进行盆底肌锻炼之前，我们先要找到盆底肌。尝试在小便时中断排尿，突然收紧的肌肉就是盆底肌。（尝试一两次找到感觉即可，不能经常中断排尿，容易带来泌尿系统疾病。）

找到盆底肌后，我们就可以用“开电梯”这种有趣的轻运动进行力量锻炼。把盆底肌收缩的过程想象成电梯一层层地上升，一点一点地收缩您的盆底肌，默数“1层、2层、3层……”，同时脚尖向上踮起，当达到收缩极限时，我们再一点一点地放松盆底肌，电梯一层一层地下降，默数“4层、3层、2层……”，脚跟缓慢落下。

无论您是站着、坐着还是躺着，随时随地都可以玩玩“开电梯”来增强自己的盆底肌群力量，而且您在开电梯的时候，别人也不会知道您在运动，可以减少公众场合运动的尴尬，也能成为工作之余放松减压的好方法。

## 大腿根部肌肉力量锻炼——踮脚、下蹲

大腿根部肌肉力量锻炼，踮脚、下蹲这两种轻运动，可以轻松帮您达到锻炼目的。

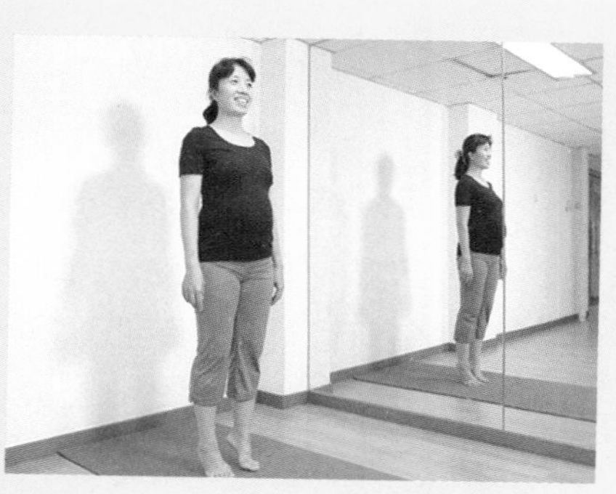

踮脚就是抬起脚跟，踮起脚尖，如此简单的动作就能帮助您增强大腿根部肌肉力量。踮脚的时候，为了保证身体的稳定性，建议两脚分开，与肩同宽，同时为了增强运动的效果，可以在踮脚时有意识地去收缩大腿部的肌肉，大腿发酸发胀说明锻炼到位。

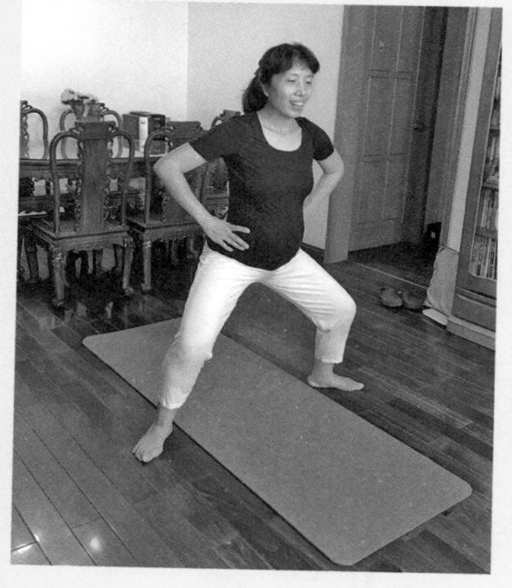

下蹲，简简单单的蹲下起立也能带来不错的大腿肌肉锻炼效果。我们都有这样的体验，下蹲起立时大腿会有酸胀的感觉，这就是肌肉力量得到锻炼的表现。而且，下蹲的状态可以扩大我们的骨盆空间，促进宫口扩张，是待产时较为推荐的自由体位之一。同时，也是出于安全性考虑，下蹲的时候最好能手扶把手，双脚分开与肩同宽，保证重心的稳定。

以上的这些运动方法都是很简单的吧！但它们对于肌肉力量的锻炼效果都是十分显著的。有事儿没事儿都可以做，锻炼效果还挺不错的，对于这些“性价比”极高的分娩肌群的锻炼方法，您可一定要好好利用啊！一份付出，一分收获，简简单单地运动，轻轻松松地分娩，如果您还是不愿意做，不重视分娩肌群力量锻炼的话，那产床上生孩子费劲儿的时候，可不许大喊大叫哭鼻子啊。

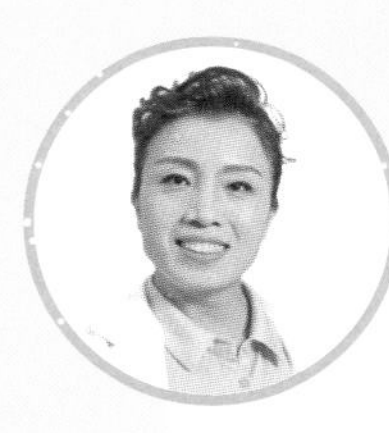

## 马大夫贴心话

### 生活中无时不在的运动锻炼

了解运动是基础，坚持锻炼是关键。建议孕妈妈将这些小运动融入到每天的生活当中。

站着没事儿的时候，或是排队、等电梯的时候，我们就可以踮踮脚，下个蹲，起床后或是入睡前也可以躺在床上做一做腹式呼吸，还有工作疲乏了，坐在椅子上开开电梯，让自己放松一下。

# 协和医院营养科孕晚期带量食谱（孕8月~孕10月）

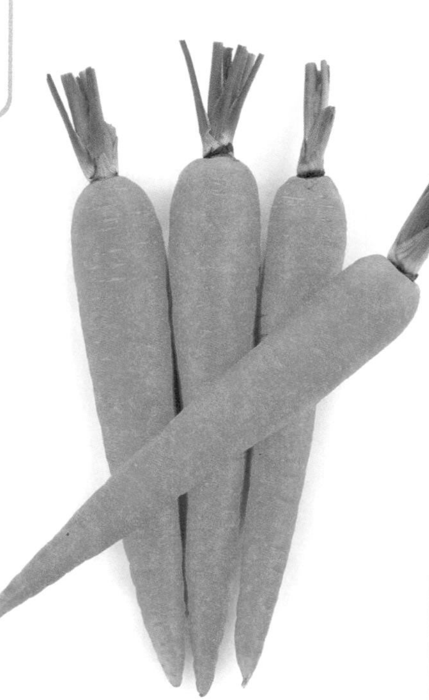

**原则**

增加蛋白质的摄入，较孕中期增加15克。其他营养物质的摄入量与孕中期的差异不大。随着胎儿的增大，子宫对于胃的挤压加重，孕妇的食欲下降，活动受限。在孕晚期可以少食多餐，保证营养摄入，同时保证规律的餐后运动，控制体重。

## 食谱举例

能量：2200千卡

谷薯类：250~275克

鱼禽肉蛋类：250克

豆制品：100克

蔬菜：500~750克

乳制品：500克

水果：100~200克

坚果：25克

植物油：30克

## 推荐食谱 1

早餐：鸡丝菠菜粥（鸡胸肉 50 克，菠菜 100 克，大米 100 克）+ 凉拌香干黄豆（香干 50 克 + 黄豆 50 克）

加餐：自制蜂蜜柠檬柚子茶 200 毫升（不要放糖）

午餐：牛奶玉米羹（纯牛奶 250 毫升 + 玉米半根）+ 红豆饼（红豆 25 克，白面 50 克）+ 西芹虾仁（西芹 200 克 + 虾仁 150 克）+ 白灼菜心 200 克

加餐：西红柿 1 个 + 无糖酸奶 100 毫升

晚餐：荞麦米饭（荞麦米、大米各 50 克）+ 豉汁带鱼 200 克 + 香菇炒油菜（香菇 3 朵 + 油菜 200 克）+ 紫菜蛋花汤 1 份（紫菜少许，鸡蛋 1 个）

加餐：纯牛奶 150 毫升

## 推荐食谱 2

早餐：核桃藕粉糊（核桃仁 3 个 + 藕粉 50 克 + 白砂糖些许）+ 烤馍片 1 片 + 煮鸡蛋 1 个

加餐：胡萝卜橙汁 200 毫升 + 纤维饼干 2 片

午餐：打卤莜面（蔬菜卤汁 + 莜面 100 克）+ 熘肝尖（猪肝 50 克 + 黄瓜、胡萝卜各 50 克）+ 清炒时蔬（豆苗 100 克 + 菠菜 100 克）+ 海带肉丝汤（干海带 20 克 + 猪里脊丝 25 克）

加餐：奶酪 20 克 + 中等大小苹果 1 个（约 200 克）

晚餐：青豆米饭（青豆 25 克 + 大米 50 克）+ 小白菜鸭肉煲（去皮鸭肉 100 克 + 小白菜 150 克）+ 炝炒笋片（莴笋 100 克）

加餐：纯牛奶 250 克

## 1. 准备活动

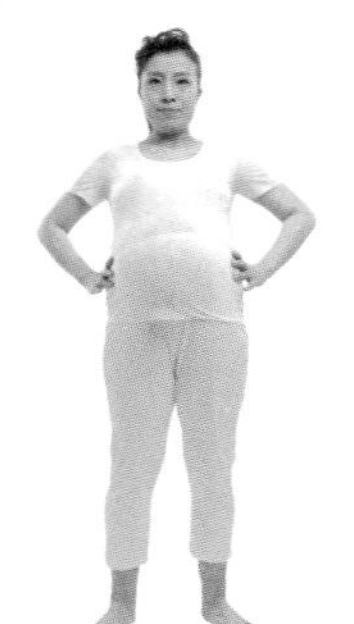
活动髋部 1

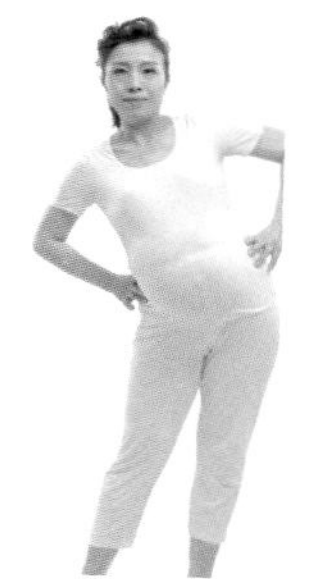
活动髋部 2

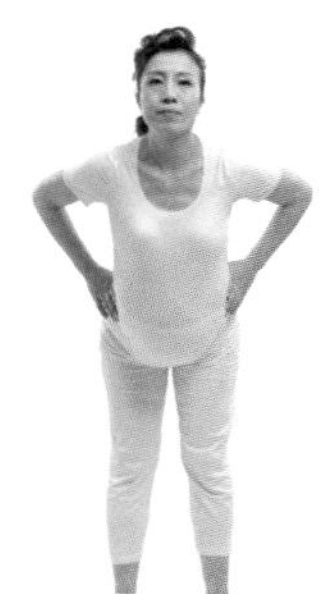
活动髋部 3

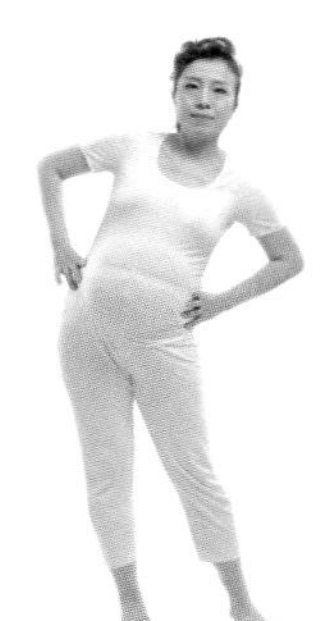
活动髋部 4

## 2. 瑜伽体式

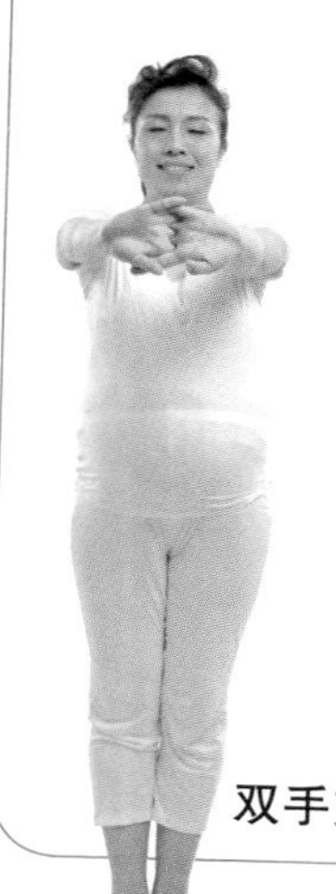
双手交叉运动

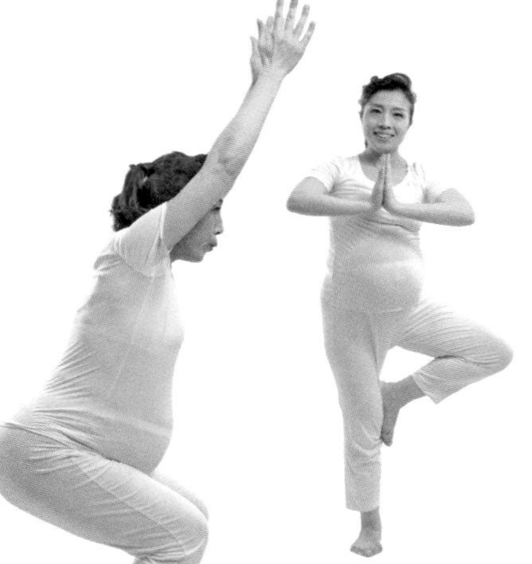
幻椅式

树式

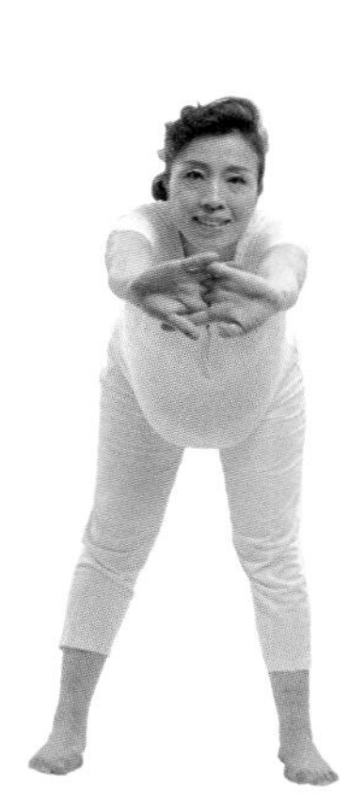
半站立前曲

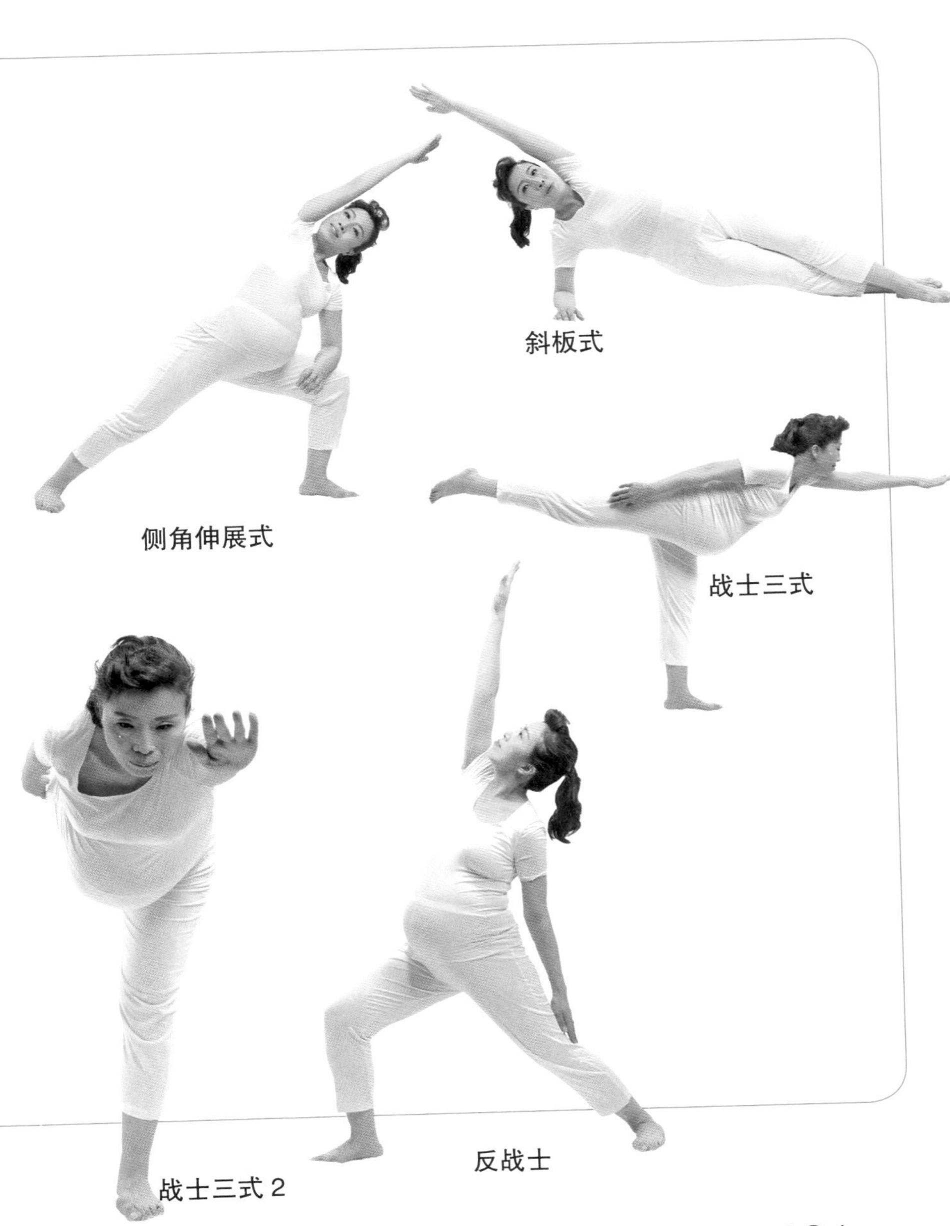
斜板式
侧角伸展式
战士三式
战士三式 2
反战士

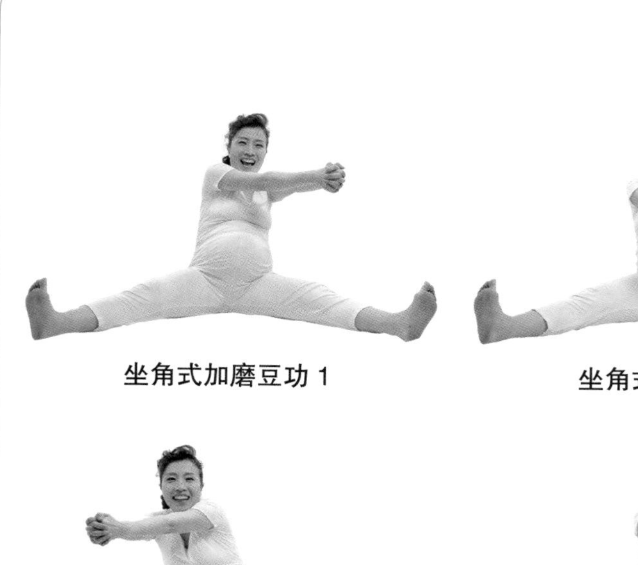

坐角式加磨豆功 1

坐角式加磨豆功 2

坐角式加磨豆功 3

坐角式加磨豆功 4

请扫描二维码，观看马大夫讲“拉梅兹呼吸训练”“妊娠期糖尿病”“妊娠期高血压”

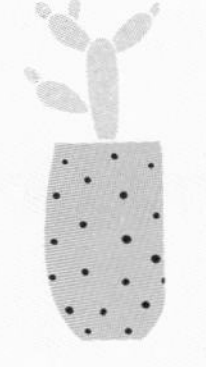

生育的前三年，决定了孩子的一辈子。您要是生一个巨大儿，或者怀孕期间患有妊娠糖尿病、妊娠高血压，孩子将来容易出现问题。这就是三岁看老，肚子里虚一岁，外面虚两岁。

我这次43岁怀孕比28岁的时候感觉还要好，那时候不是感冒就是胃肠道有问题，这次反而一直都稳稳当当的。这和我在怀孕前对自己做了完善的健康管理有关。

# 9 一路走来，我是怎样远离妊娠高血压，妊娠糖尿病的

孕9月：33~36周

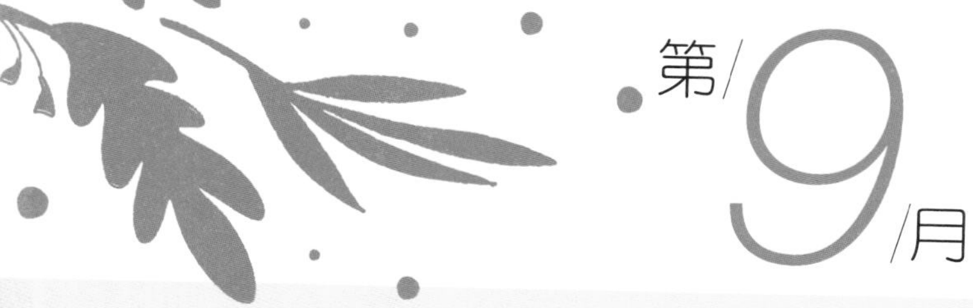

# 第9月

## 孕妈妈的变化

子宫：子宫底高 27~32 厘米。

身体：孕晚期，子宫膨大，压迫到胃，胃容量下降，胃口变差。膀胱受到压迫，出现尿频、白带增多。孕妈妈常常感到喘不过气来。大多数宝宝在孕 34 周时已经为分娩做好了准备，将身体转为头位，即头朝下的姿势，头部已经进入妈妈骨盆。

## 胎宝宝的变化

胎重：2000~2800 克　　胎长：46~50 厘米

四肢：胎儿身体呈圆形，皮下脂肪较为丰富，皮肤的皱纹、毳毛相对减少。皮肤呈淡红色，指甲长到指尖部位。

五官：35 周时，胎儿的听力已充分发育，对外界的声音已有反应。而且能够表现出喜欢或厌烦的表情。

系统：男宝宝的睾丸已经降至阴囊中；女孩的大阴唇已隆起，左右紧贴在一起。第 33 周，胎儿的呼吸系统、消化系统已近成熟。第 35 周，胎儿肺部发育已基本完成，存活的可能性为 99%。

## 我的状态

将近临产，我的身体变得沉重，行动笨拙，因此外出我都相当注意。

体重：70.0 千克

运动记录：瑜伽

心情手记：朋友一家带着两岁宝宝来家里做客，女儿很喜欢小朋友，也期待着小弟弟或小妹妹的到来。

产检笔记：超声臀位，发现臀位后试了一下转胎头的方法，在家试着做艾灸，11 月 29 日再做超声看真的变成头位了，又真切地看到他了，心脏、腹部、胆囊、膀胱、脊柱、鼻子、小嘴、侧脸、小腿和小脚，好乖！

## 豆豆的状态

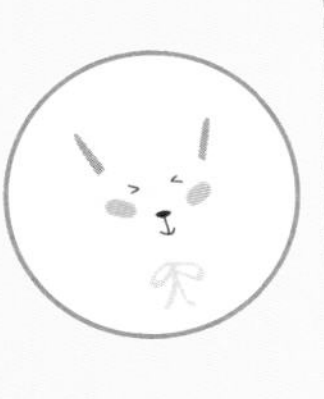

豆豆各系统发育较完善，各个器官基本发育完成，生存能力较强。

## 孕妈妈的状态手记

体重：　　千克

血糖：　　毫摩尔 / 升

血压：　　毫米汞柱

运动记录：

心情手记：

产检笔记：

## 宝宝B超检查正常值（单位：厘米）

| | 孕33周 | 孕34周 | 孕35周 | 孕36周 |
|---|---|---|---|---|
| 双顶径平均值 | 8.50 ± 0.47 | 8.61 ± 0.63 | 8.70 ± 0.55 | 8.81 ± 0.57 |
| 腹围平均值 | 27.78 ± 2.30 | 27.99 ± 2.55 | 28.74 ± 2.88 | 29.44 ± 2.83 |
| 股骨长 | 6.52 ± 0.46 | 6.62 ± 0.43 | 6.71 ± 0.45 | 6.95 ± 0.47 |

## 我的宝宝B超检查正常值（单位：厘米）

| 宝宝孕周 | 双顶径 | 腹围 | 股骨长 |
|---|---|---|---|
| 33周 | | | |
| 34周 | | | |
| 35周 | | | |
| 36周 | | | |

## 孕9月，我的产检项目单

♥ 一般检查

问诊，测体重，量血压，尿检，水肿检查，腹围，子宫底高度检查，腹部超声检查。

♥ 血液检查

阴拭子细菌培养及B族链球菌培养

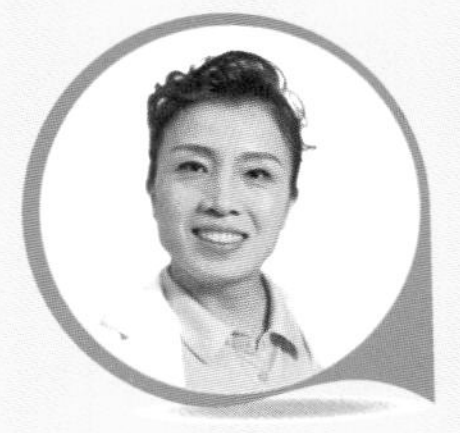

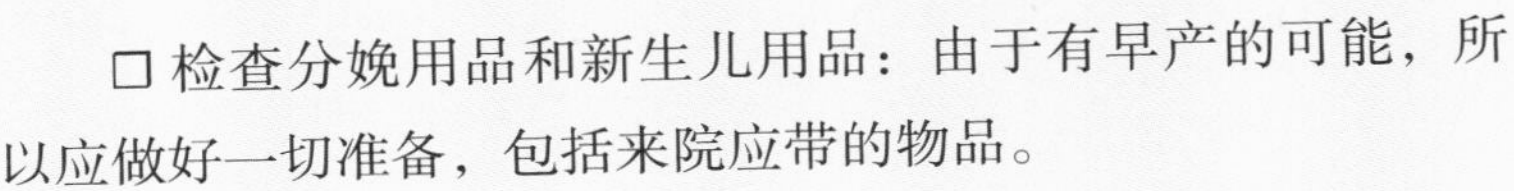


□ 检查分娩用品和新生儿用品：由于有早产的可能，所以应做好一切准备，包括来院应带的物品。

□ 多散步，为分娩做准备：孕晚期散步是最安全以及最切实可行的运动，每天坚持散步，有益于顺利分娩。

□ 重视产检：孕 9 月，将近临产，本月是妊娠后负担加重的时期，容易出现一些并发症，尤其是有内外科疾病的孕妇，更要防范病情的加重，因此定期检查一定要做。

□ 区分真假宫缩：到了孕晚期，无效宫缩会经常出现，且频率越来越高。频繁宫缩持续时间长的话建议去医院看看医生，看是否需要做个胎心监护。临盆开始的重要标志是有规律且逐渐增强的子宫收缩。这种宫缩无法缓解，每次持续 30 秒以上，间隔 5 至 6 分钟左右。

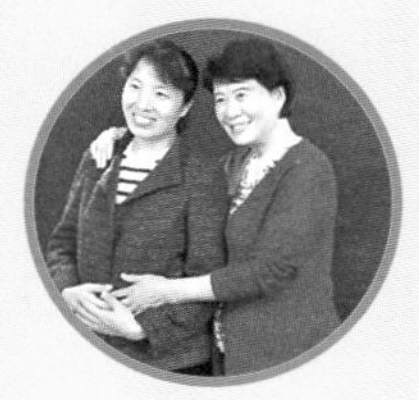

与博士导师徐苓老师及同学们到中国照相馆合影，摄影师没有看出来我怀孕，批评我说："你怎么总是挺着肚子？"我说："肚子里面有个宝宝"。瑜伽老师夸我是锻炼和控制体重的结果，哈哈！

# 即将分娩
## 早早为入院做足功课（待产包）

待产包是准妈妈为生产住院而准备的各类物品的总称，包括妈妈用品、宝宝用品、入院的一些重要物品。

准备待产包并非多多益善，而是要合理规划，避免浪费。

## 1 做好住院准备

**入院时需要携带的物品**

- 门诊卡（有的医院需要）。
- 围产卡或病历、历次产检报告单（有的医院要求存放在医院统一保管）。
- 备好母婴健康手册，手册记录了整个怀孕过程，所以临产前、外出时要和病历一起随身携带。
- 夫妻身份证。
- 现金 500 元，防止有急用。
- 银联卡一张，至少存有 3000 元钱，住院需要押金。
- 纸、笔、带秒表的手表，用来记录宫缩时间、强度。

以上这些资料统一放在一个文件夹中，并放在随时可以拿到的地方。

## ② 住院时需要给宝宝准备的物品

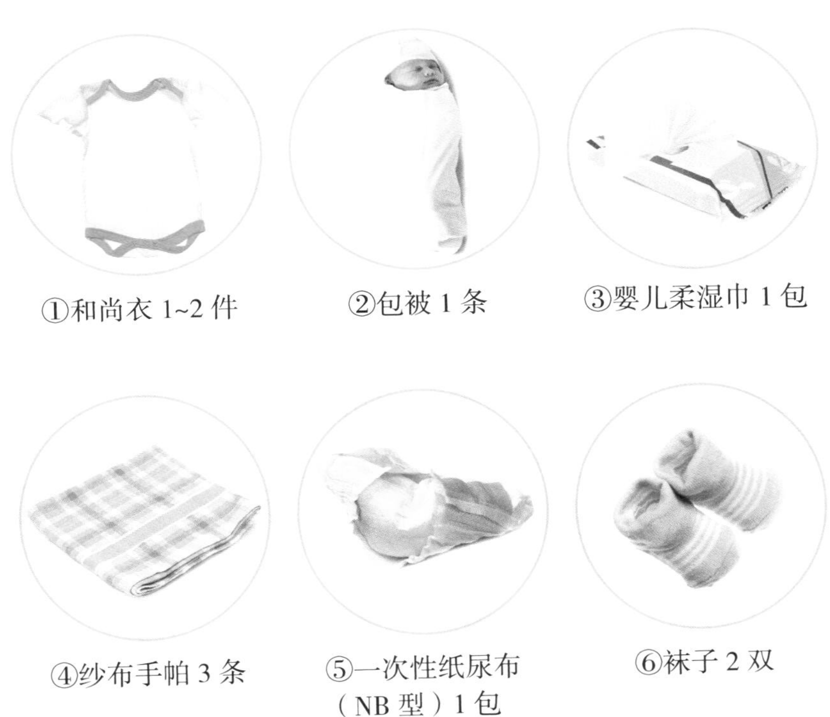

①和尚衣 1~2 件　②包被 1 条　③婴儿柔湿巾 1 包

④纱布手帕 3 条　⑤一次性纸尿布（NB 型）1 包　⑥袜子 2 双

小提示：准妈妈需要提前打听下医院是否统一购买宝宝的物品，如需统一购买，则不用准备。

## ③ 住院时新妈妈需要准备的物品

小提示：准备时，最好能向在同一家医院分娩的新妈妈打听，列出清单，方便整理。将住院用品整理好，放在家人知道的地方。

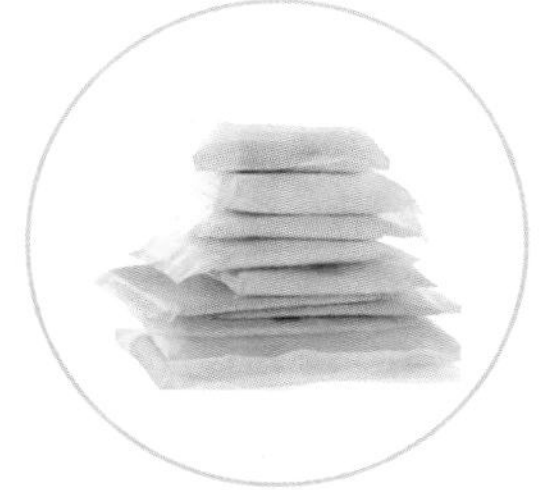

①产妇专用卫生巾，大、中码各 1 包

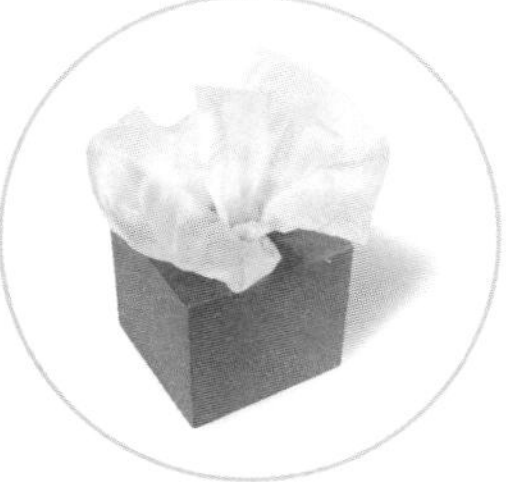

②抽取式面巾纸 2 包，抽取式湿纸巾 1 包

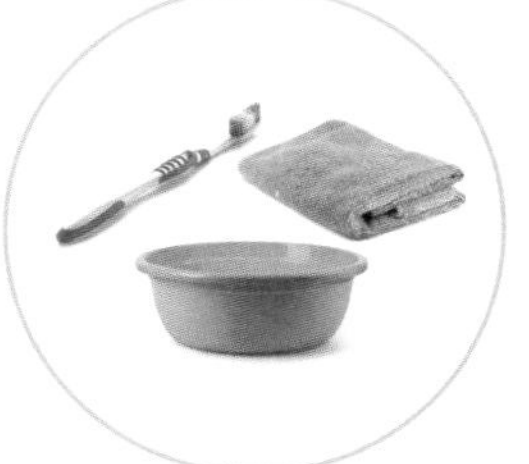

③毛巾、软毛牙刷、盆

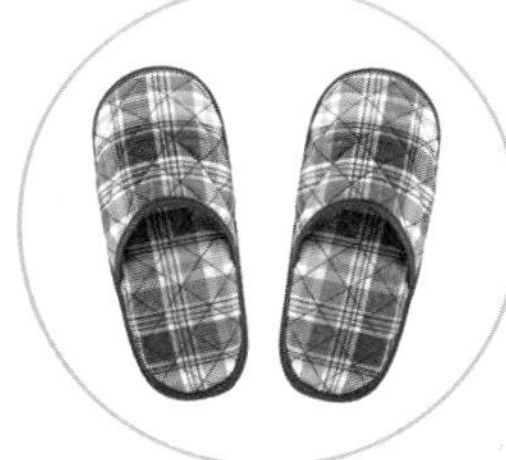

④拖鞋 1 双

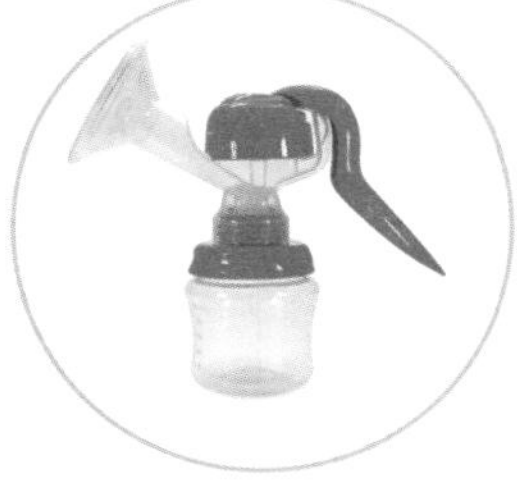

⑤吸奶器

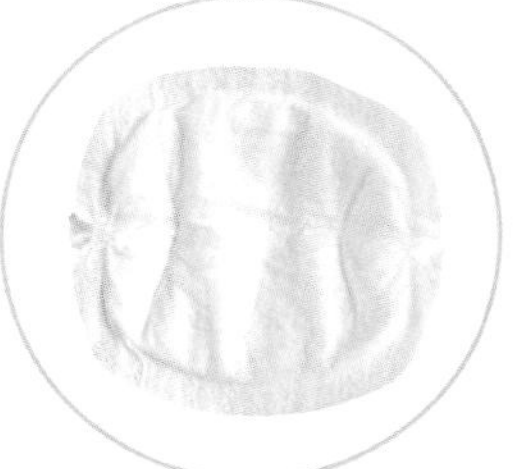

⑥一次性防溢乳垫 1~2 包

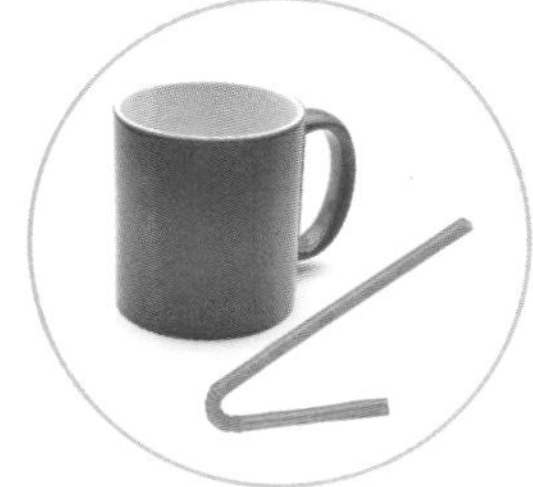

⑦杯子、吸管

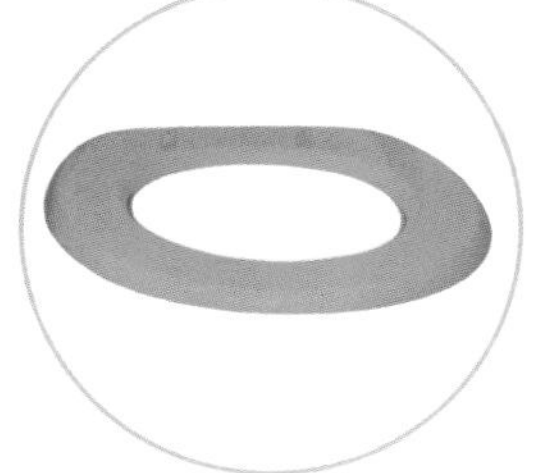

⑧一次性马桶垫若干，防止在医院交叉感染

## 待产食物

生产时为准妈妈们紧急提供能量

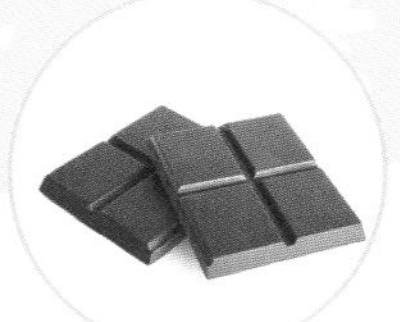

①巧克力

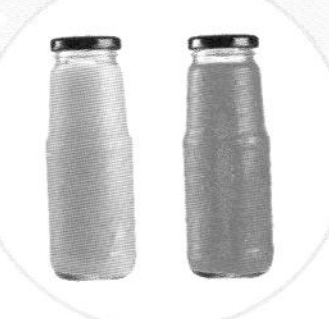

②果汁

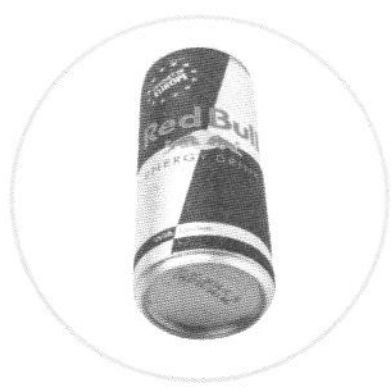


③能量饮料

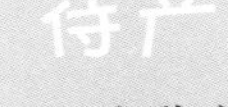

## 待产衣物

- 哺乳衣 2 件
- 哺乳文胸 2 件。
- 内裤 3~4 条或一次性内裤若干。
- 棉袜 2 双。

# 4 注意事项

### 确认医院的位置，联系出租车

临产前要将分娩医院的具体位置，详细到哪条街、哪条路等都记在小本子上，当突然出现阵痛而身边没有家人陪伴时，可以将记录医院详细地址的小本子直接交给司机。此外，为了保证分娩前紧急情况下的用车，可多记几位司机的手机号，并安装好手机打车软件，比较保险。

### 提前确定医院产科的紧急入口

很多准妈妈和家人在临产前变得慌乱无措，准妈妈和家人最好多到分娩医院转转，确定医院的紧急入口、急诊室、挂号室等的具体位置，可避免分娩时走弯路。

# 努力别当糖妈妈，听马大夫讲妊娠糖尿病

我家有高血压和糖尿病史，我从怀孕开始饮食就小心翼翼。然后就展开了自己和血糖之间的拉锯战，用食物、运动来抵抗血糖值的增长。可是有些糖妈妈不够重视，管不住自己的嘴，迈不开自己的腿，于是血糖测量结果一次比一次高。这让人又是担心又是焦急，思来想去可能还是疾病宣教做的不够，患者疾病风险意识不强引起的，所以想想还是有必要再仔细谈谈妊娠期糖尿病的近期危害和远期风险。

“糖妈妈”是我们对妊娠期糖尿病患者的昵称，指的是怀孕后出现糖尿病或是怀孕前就有糖尿病的孕妈妈。她们在“喝糖水”（75gOGTT 糖耐量试验）后发现血糖异常增高，或是在早期检查时空腹血糖、随机血糖高于正常值，就被诊断为妊娠合并糖尿病。妊娠糖尿病的发病率非常高，大概有 10%~18%，也就是每 8~10 个孕妈妈就有一个人得妊娠期糖尿病。

妊娠期糖尿病主要是在怀孕的中晚期（24~28 周），孕妈妈要去做糖耐量检查，检查的任何一项指标达到或者超过正常值，都可以诊断为妊娠期糖尿病。

有过下面这些情况，您就是妊娠期糖尿病的高危人群。

对这些高危人群我们都要格外警惕，往往在孕早期就建议孕妈妈做糖耐量检查，以期望早期发现苗头，及时控制、预防妊娠糖尿病的发生。

对于那些没有高危因素的孕妈妈也不能放松警惕，为什么呢？因为怀孕期间，胎盘会分泌胰岛素抵抗激素，干扰准妈妈们平时正常的血糖代谢，让您特别容易发生血糖紊乱。

所以我们特别主张各位女性在怀孕前达到一个理想的身体状态，有一个非常好的生活习惯。这个身体状态包括您的体重是合适的，营养是合理的，运动是坚持的，有一定的有氧和无氧的运动，保证一定的肌肉含量。这些都是为了您顺利度过孕期，避免发生妊娠期糖尿病这样的高发疾病打下很好的基础的。

### 妊娠糖尿病发病的高危因素

☞ 高龄：胰腺功能退化。

☞ 怀孕前超重肥胖。

☞ 孕期缺乏运动、饮食过度，导致体重增加过多。

☞ 非常瘦，肌肉成份不够。

☞ 怀孕前患多囊卵巢综合征。

☞ 糖尿病家族史，比如爸爸妈妈、哥哥姐姐患有糖尿病。

☞ 前一胎妊娠期间患有妊娠期糖尿病。

☞ 前一胎生产过巨大儿。

☞ 一胎的经历不好，例如足月孩子出生之后，出现呼吸窘迫。

☞ 有过多次流产史。

☞ 生育过畸形的孩子。

☞ 不明原因胎死宫内。

## 糖妈妈的烦恼
### 可不仅仅是血糖升高

得了妊娠糖尿病，如果血糖没有控制好的话，对孕妇和宝宝都是有危害的。

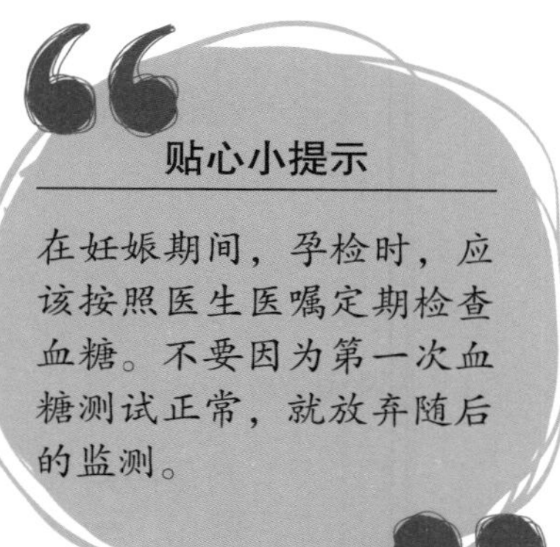


### 对孕妈妈的损害

血糖特别高，孕妈妈可能会发生高血糖导致的一系列反应，比如说泌尿系感染、低血糖反应、酮症酸中毒等这些问题。

妊娠期糖尿病容易怀巨大儿，那么巨大儿在生产的过程中容易发生难产，导致顺转剖，也就是我们常说的受二茬罪。或者在难产的过程中发生肩难产，导致严重的产道损伤。不管是产道损伤还是巨大儿本身，产后出血的风险是增加的。有的产后大出血甚至可能危及产妇的生命。

所以我们就讲妊娠糖尿病对孕妈妈的损害，也是不容忽视的。

**贴心小提示**

血糖异常，请到正规医院诊治。不要听信来路不明的古方、特药等，以免给自己和宝宝带来伤害。

## 对宝宝的损害

怀孕最初的三个月，孕妈妈血糖非常高的话，宝宝发生畸形的比率会提高3~4倍。也就是说宝宝容易发生心脏病、兔唇、消化道畸形、泌尿道畸形等问题。所以血糖控制不好的孕妈妈孕期还要给宝宝单独做一个胎儿超声心动，去排除心脏的畸形等问题。

妊娠期糖尿病容易导致胎盘功能不好，所以宝宝可能长得过大，超过8斤就是巨大儿，也可能长得过小不到5斤。过大或者过小的孩子在宫内容易发生缺氧或者窒息，我们叫作胎儿宫内窘迫。

宝宝在宫内接受妈妈的高血糖环境，他自己会分泌大量的胰岛素来代谢这个血糖。一旦他生出来，断了脐带，脱离了高血糖的环境，宝宝身体还有自己分泌的胰岛素，如果没有及时喂养，宝宝就容易发生低血糖反应。如果低血糖反应没有被及时发现，会损害宝宝的神经系统。

以上这些情况不是纸上谈兵，是真真正正在临床上看到的悲惨结局。所以孕妈妈要重视妊娠糖尿病，真正的把自身管理监测做到位。

# 不可不了解的妊娠糖尿病筛查

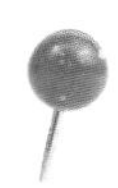

## 50 克葡萄糖试验

筛查前空腹 12 小时（禁食禁水），医院会给您 50 克口服葡萄糖粉，将葡萄糖粉溶于 200 毫升温水中，5 分钟内喝完，从喝第一口水开始计时，服糖后 1 小时抽血测血糖。

如果 1 小时血糖值 <7.8 毫摩尔 / 升，那么恭喜您通过了检查，没有妊娠糖尿病的可能。

如果 1 小时血糖值 ≥7.8 毫摩尔 / 升，需要进一步做 75 克糖耐量试验（OGTT）确定。

## 75 克糖耐量试验

空腹 12 小时（禁食禁水），先空腹抽血，然后将 75 克口服葡萄糖粉溶于 300 毫升温水中，1 小时、2 小时后分别抽血测血糖。

## 诊断结果

3 项中 1 项达到或超过正常值，您就是“糖妈妈”了，仅 1 项高于正常值，即为糖耐量异常：

空腹：5.1 毫摩尔 / 升

1 小时血糖：10.0 毫摩尔 / 升

2 小时血糖：8.5 毫摩尔 / 升

## 筛查注意事项

☞ 在做糖尿病筛查前，要先空腹 12 小时再进行抽血，也就是说孕妈妈在产检的前一天晚上 8 点以后应禁食。检查当天早晨不能吃东西、喝饮料、喝水。

☞ 喝葡萄糖粉的时候，孕妈妈要尽量将糖粉全部溶于水中。如果喝的过程中洒了一部分糖水，将影响检测的准确性，建议改天重新检查。

# 治疗性
# 生活方式改变

改变生活方式，不仅仅是养成良好的生活习惯，还能起到治疗疾病的作用，例如糖尿病、高血压、高血脂等。正因为改变生活方式能起到治疗作用，现代医学上就把生活方式的改变称为治疗性生活方式改变。

得了妊娠期糖尿病，我们该怎么办?

实际上妊娠期糖尿病95%的孕妈妈可以通过管住嘴、迈开腿来治疗的。也就是我们讲的通过改善生活方式来治疗。那么如何改善生活方式呢?

**第一，就是不要紧张害怕。**

有的孕妈妈说我变成糖妈妈了，非常紧张焦虑，如果您的心情紧张焦虑，会影响您的血糖控制。

**第二，要保持一个很好的膳食习惯。**

这个膳食习惯并不是让您饿着。血糖稳定是一个目标，但不是您的全部目标。我们希望妈妈宝宝都健康，在保证您能量摄入足够、营养均衡的状态下，有一个合理的体重增长，加上血糖控制，所以饮食管理非常重要。

我们会建议您到营养科开具一个规范、系统的食谱。平时记录好自己的饮食，再去营养科随诊，看看您的实际饮食情况跟理想饮食有什么差距，哪里可以改善。

**第三，就是坚持运动。**

很多妊娠期糖尿病的孕妈妈是餐后一个小时，或者两个小时的时候血糖增加。如果您在合理饮食的基础上加上合理的运动，就会消耗掉升高的血糖，从而达到理想的血糖控制。

**第四，最重要的还是血糖的监测。**

监测血糖非常重要，可以避免您发生低血糖或者高血糖，还可以给大夫一些证据，来判断您是不是需要用胰岛素治疗。

### 监测血糖小技巧

- 首先血糖仪去标化。保证试纸没有过期。
- 扎指血的时候要用酒精消毒，等它晾干或擦干后再扎，不能带着酒精。扎过指血后，不能特别挤，挤得很厉害也会影响血糖的正常值。
- 空腹血糖是早晨没吃没喝的血糖。餐后两小时的血糖是从您吃第一口饭开始算时间，半个小时之内吃完，从吃第一口饭开始，到两个小时的时候我们去扎一个指血血糖。

目前的血糖仪包括采血糖的针都很细，孕妈妈不用那么担心，其实就有点像一个大蚊子叮了您一下，没有那么疼痛。

还有 5% 的孕妈妈，通过这些生活方式的调整，血糖总不能达标，就需要用胰岛素治疗了。胰岛素不会进入胎盘，对宝宝没有危害。胰岛素治疗要就诊糖尿病或内分泌科，得到专科医生的帮助，控制血糖，加强随访，让孕妈妈和宝宝顺利安全度过整个孕期和产期。

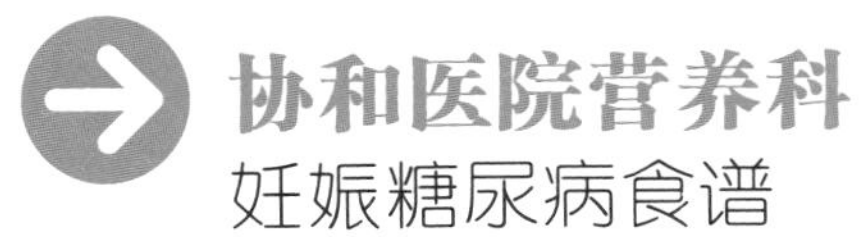

# 协和医院营养科
## 妊娠糖尿病食谱

**原则**

在满足胎儿和母体营养需要的前提下，兼顾血糖控制。尽量减少外出就餐，坚持餐后运动。

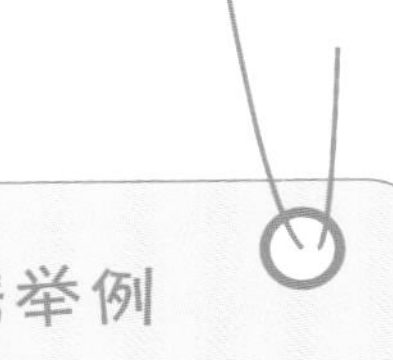

**食谱举例**

孕中期，体重增长合理，身高 165 厘米的妊娠糖尿病孕妇。

能量：2000 千卡

谷薯类：200~225 克

鱼禽肉蛋类：250 克

豆制品：100 克

蔬菜：500~750 克

乳制品：500 克

水果：100~200 克

坚果：25 克

植物油：30 克

❀ 合理控制总能量，保证基础碳水化合物摄入（孕期每日谷薯类主食摄入量不少于生重 150 克），实现体重的合理增长。

❀ 主食粗细粮搭配，忌食甜食点心，控制水果的摄入量。

❀ 保证充足的优质蛋白摄入量，控制高蛋白饮食中隐含的脂肪摄入——尽量多地选择猪里脊、鸡胸肉、去皮的鸭肉、鱼虾肉等脂肪含量较低的瘦肉以及选择低脂或脱脂牛奶。

❀ 保证必需脂肪酸的充足——选择橄榄油、亚麻籽油、紫苏籽油等优质的烹调油，多选用蒸煮炖的方式烹调菜品，避免使用油炸、爆炒、糖醋、勾芡等加工方法。

❀ 保证维生素、矿物质摄入。

❀ 少食多餐，饮食定时定量，规律监测血糖。最好不外出就餐。

## 推荐食谱

早餐：牛奶燕麦粥（脱脂牛奶 250 毫升 + 生燕麦 25 克）+ 无糖全麦面包 2 片 + 煮鸡蛋 1 个

加餐：半个苹果（与早餐间隔 2 小时以上）+ 无糖酸奶 100 克

午餐：杂粮米饭（大米 40 克，黑米 15 克，大麦 15 克，红豆 10 克）+ 清蒸鲈鱼 100 克 + 卤鸡肝 50 克 + 芥蓝炒木耳（芥蓝 250 克 + 干木耳 15 克）+ 虾皮紫菜汤（虾皮 15 克 + 紫菜 3 克）

加餐：芹菜黄瓜汁 200 毫升 + 核桃仁 1 个

晚餐：杂豆米饭（大米 35 克，红豆 15 克，绿豆 15 克，黑豆 10 克）+ 小白菜炖豆腐（小白菜 250 克 + 北豆腐 100 克）+ 肉片西葫芦（猪里脊肉 50 克 + 西葫芦 100 克）

加餐：脱脂牛奶 150 毫升

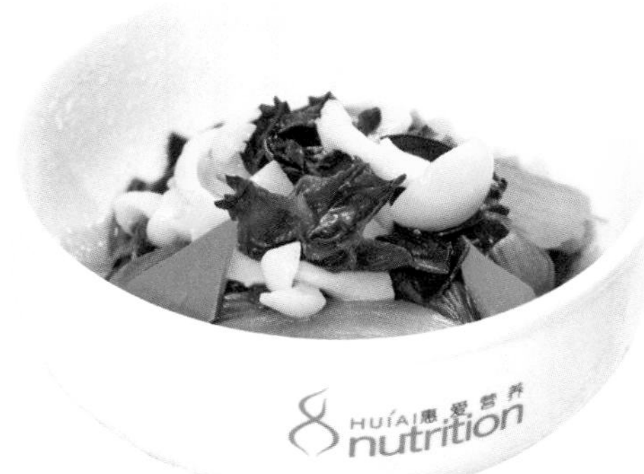

# 危险的妊娠高血压

妊娠期高血压综合征俗称“妊高症”，以高血压、蛋白尿、水肿为主要特征，是妊娠期专属的高血压疾病。

妊娠期安静状态下3次血压测量收缩压≥140mmHg和（或）舒张压≥90mmHg，即可诊断为妊高症。妊高症的发生多与怀孕后激素水平改变及血容量增多有关，是较为常见的妊娠期并发症。

## 妊娠期高血压的高危人群

①妊高症好发于多胎妊娠、羊水过多、肥胖的孕妈妈，尤其是初次怀孕或高龄妊娠，因为这种情况下机体血容量增加较多，激素水平改变较大。

②如果孕期存在营养不良、中重度贫血，更会增大妊高症的风险。再加上生活节奏快，工作压力大，精神过度紧张也会引发妊高症。

③对于有高血压、糖尿病、慢性肾炎史、慢性高血压家族史的孕妇则更要关注自己的血压。

### 妊高症的大家庭

妊娠期高血压按不同严重程度分为以下类型：

**妊娠期高血压**

妊娠20周后新发高血压，无蛋白尿，产后12周内恢复正常。

**子痫前期**

妊娠20周后新发高血压合并蛋白尿，有轻度、重度之分，重度伴有器官功能不全，有胎儿并发症。

**子痫**

子痫前期孕妇发生抽搐。

**慢性高血压并发子痫前期**

妊娠前患有高血压，妊娠后高血压加重，蛋白尿出现或增多。

**妊娠合并慢性高血压**

妊娠20周前发现高血压，妊娠期无明显加重，可持续至产后12周后。

得了妊娠高血压，如果血压没有控制好的话，对孕妇和宝宝都是有危害的。

妊娠期高血压的病理生理改变是全身小血管的痉挛。会影响母亲心肺功能，影响胎儿血氧供应，以致威胁母亲及胎儿的生命。

### 对孕妈妈的影响

全身小血管的痉挛可能会导致妈妈头痛、头晕、眼花，有一些孕妈妈可能会丧失视力。

妊高症还能损害心脏、肝脏、凝血功能等的问题。它是一

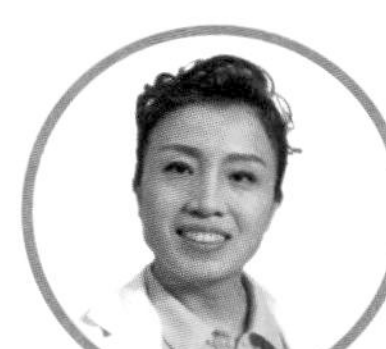

**准妈妈的困惑**

很多孕期妈妈在怀孕期间不喜欢吃药，
吃药对宝宝会有什么影响？

**马大夫科普**

我们是说怀孕期间尽量不吃药，但如果您是一个有病的孕妈妈，比如说您原来就患有高血压，如果没有药物治疗，血压就会飙得很高，那您就需要依赖药物，才能维持一个非常好的、顺畅的妊娠过程。对于孕妇来说，我们的药物是分级的，有一些属于比较安全的等级，作为医生会考虑您的孕周和病情，给您开出最适合的处方的。所以医生给您开出处方，您就应该按照处方去执行医嘱。如果您有顾虑，一定要在第一时间去告诉您的主管医生，避免因为没有控制高血压，导致大人孩子的不良结局。

个全身、多系统的改变，其中最严重的是肾脏的损害，就是会漏尿蛋白。

妊娠期高血压是孕产妇死亡的第二大原因，仅次于大出血。

### 对宝宝的影响

非常严重的妊娠期高血压，可能会因为胎盘血管的痉挛导致胎儿宫内发育迟缓，宝宝在宫内缺氧、窘迫，或者发生胎盘早剥，甚至胎死宫内。也是会导致孕妈妈大出血等非常严重的病症。

所以呢，妊娠期高血压在目前来说是导致围产儿和孕产妇死亡的比较严重的问题。

## 如何预防妊娠期高血压

### □ 血压测量要做好

定期检测血压，及时发现血压异常，了解血压控制状况。

### □ 心情好，睡得香

保证睡眠，至少每天 8 小时，使自己得到良好的休息，放松心情，不紧张，不焦虑，一颗平和的心对于血压调控很重要。

### □ 吃得清淡

少用动物油，以植物油代替，少吃最好不吃油炸食品、高脂食品、甜食，控制体重；限制盐的摄入（<5 克 / 天），酱油少吃，腌制食品最好不吃（腌肉、腌菜、榨菜、咸鱼等）。

### □ 吃得科学

保证钙、钾的摄入对降低血压有益，每日一斤鲜奶并适当接触阳光以补充钙质，柑橘类、香蕉、蔬菜可提供丰富的钾；平常多食芹菜、鱼肉对于血压控制也有帮助。

### □ 规律产检

妊娠 28~30 周的妊高症筛查、贫血筛查一定要按时进行，必要时积极配合医生进行治疗。

## 协和医院营养科 高血压食谱

**原则**

控制总能量的摄入，尤其对于孕前超重或肥胖的孕妇。

❊ 低盐低脂饮食——控制脂肪的供能比≤30%，饱和脂肪酸供能比≤10%。

❊ 保证充足的蛋白质摄入，选择低脂高蛋白的食物来源，如去皮禽肉、河鲜、海鲜、大豆。

❊ 严格限制钠盐的摄入，每天不超过5克（相当于1啤酒瓶盖）。警惕隐性高盐的食品和调味品，如酱油、挂面、咸菜、熏肉、腌制食品等。

❊ 补足钙、钾、镁，充足的维生素摄入。

## 孕妈妈必须要知道的胎位知识

很多孕妈妈尤其是一些准备顺产的孕妈妈在听到“胎位不正”四个字时总会特别紧张。其实在生产前胎位不正是有机会进行纠正的。

### 正常的胎位是什么

处在羊水中的胎儿的最大部分是胎头，受浮力影响孕晚期时会出现头下臀上的姿势。正常的胎位为头

### 推荐食谱

低盐低脂饮食，能量 2000 千卡

早餐：燕麦粥（燕麦 50 克）+ 馒头 50 克（面粉约 30 克）+ 奶酪 20 克

加餐：苦荞茶 200 毫升 + 猕猴桃 200 克

午餐：米饭 75 克 + 柠檬汁大拌菜（柠檬汁少许 + 时令蔬菜 250 克）+ 香菇鸡块（香菇 5 朵 + 鸡肉 100 克）+ 海带豆腐汤（干海带 20 克 + 北豆腐 100 克）

加餐：苦瓜汁

晚餐：西红柿鸡蛋手擀面（西红柿、鸡蛋各 1 个、小麦粉 75 克）+ 醋溜白菜（大白菜 250 克）+ 白灼虾（河虾 8 只，约 200 克）

加餐：纯牛奶 250 毫升

下臀上、胎头俯屈、枕骨在前，这样的姿势可使枕部最先伸入骨盆，使得分娩比较顺利，即“趴着生”。

#### 胎位不正有哪几种情况

孕 28 周以前，胎宝宝很小，羊水相对较多，胎宝宝的活动范围大，位置不固定。

孕 32 周之后，胎宝宝长得很快，羊水相对较少，胎宝宝的位置相对固定。而此时如果胎宝宝在子宫内没有转成头部朝下、臀部朝上的姿势即为胎位不正。

常见的胎位不正有以下几种情况：

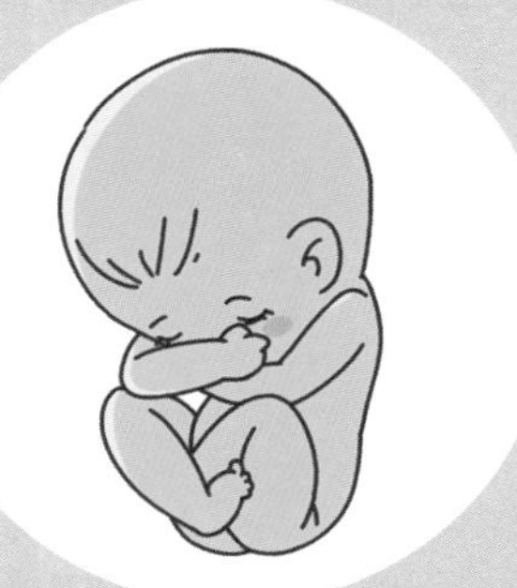

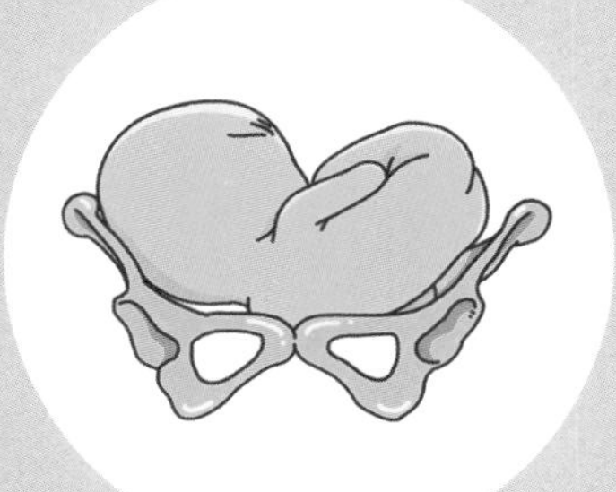

**1 臀位**

胎宝宝处在头上臀下的姿势，分娩时臀部先露，或者脚或膝部先露的臀位，分为单臀、混合臀和足位。

**2 横位**

分娩时手臂、肩部先露。

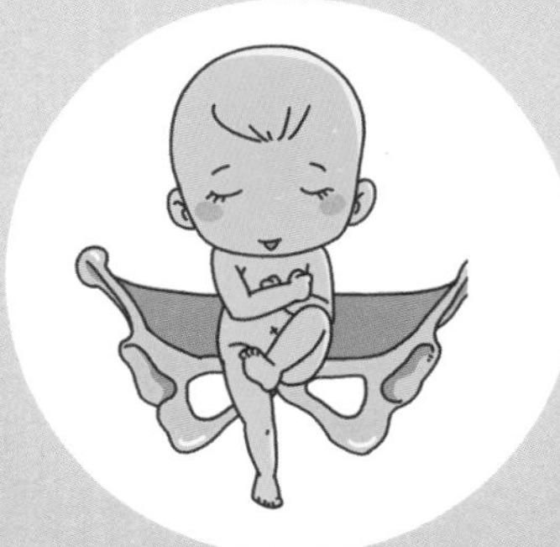

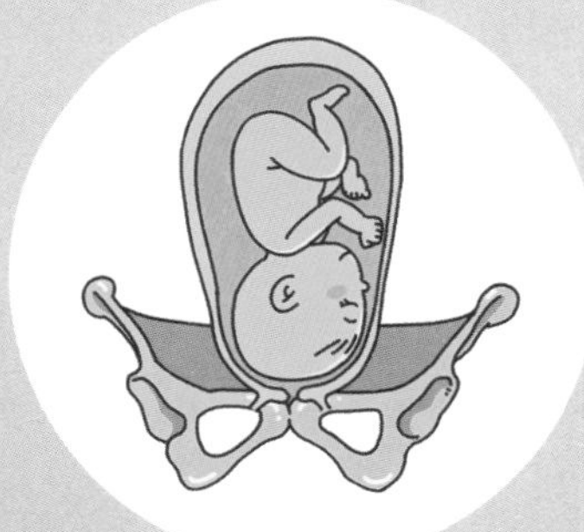

**3 复合先露**

胎宝宝的头部或臀部合并上肢脱出、同时进入骨盆者为复合先露。一般临床上头和手同时进入骨盆者多见，如不纠正，同样不能自然分娩。

**4 头位不正**

以上三种胎位是常见的胎位不正，但有些胎宝宝虽然也是头部朝下，也存在胎位不正，称为头位不正。

# 纠正胎位不正的方法

## 胸膝卧式

孕妈妈排空膀胱，松解裤带，保持胸膝卧位的姿势，每日2~3次，每次15~20分钟，连做1周。这种姿势可借助胎宝宝重心自然完成头先露的转位，成功率70%以上。做此运动的前提是没有脐带绕颈，并且羊水量正常。

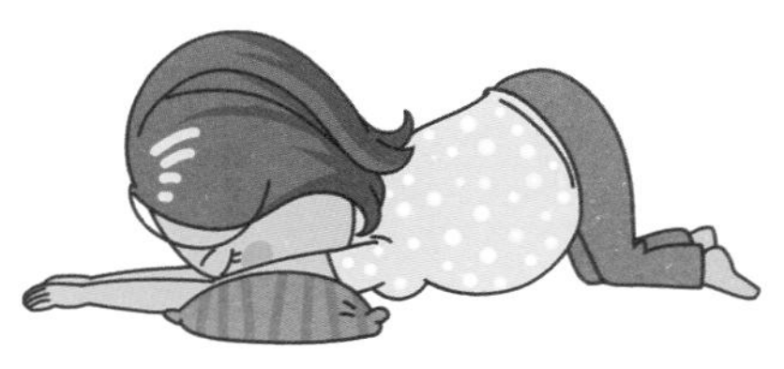

胸膝卧式具体做法

两膝着地，胸部轻轻贴在地上。尽量抬高臀部。双手伸直或叠放于脸下。

## 侧卧位法

横位或枕后位可采取此法。就是孕妈妈在睡觉的时候采取让胎宝宝背部朝上的姿势，通过重力使胎位得以纠正，又或者之前习惯左侧卧的孕妈妈现在改为右侧，而原本习惯右侧卧者现在改为左侧。

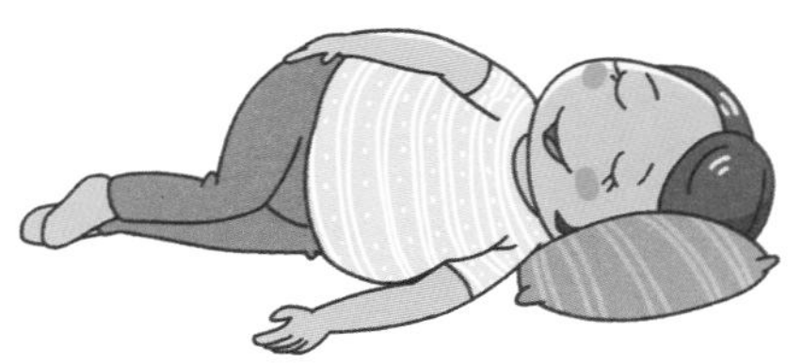

侧卧位法具体做法

侧卧，上面的脚向后，膝盖微微弯曲。

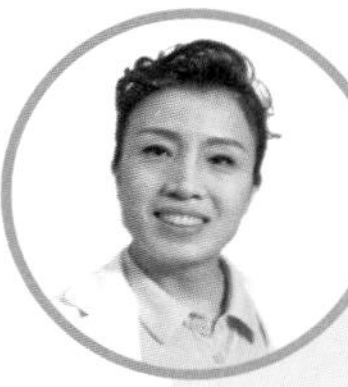

## 马大夫贴心话

### 安全地纠正胎位不正

孕妈妈纠正胎位不正需要听从产科医生的指导，不能擅自延长动作的时间和次数，否则可能会因为不当动作而引起风险发生。此外，还得注意以下几点：

☞ 进行胎位纠正一段时间后，定时去医院检查，随时观察胎位的变化情况。

☞ 在有家人陪伴的情况下进行胎位纠正动作，防止意外发生。

☞ 胎位不正不会影响胎儿的健康，孕妈妈应保持心情舒畅，以积极的态度应对胎位不正，等待分娩。

☞ 妊娠 34 周以后的孕妈妈应慎用胎位纠正的方法，听从医生建议。

请扫描二维码，观看马大夫讲“生产方式”

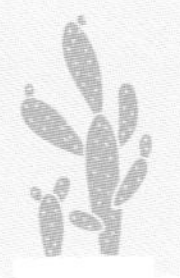

分娩是自然的生理现象，一般孕妈妈都能承受，自然分娩时的产痛是一种“好了伤疤忘了疼”的疼痛，当孩子娩出，剧烈的疼痛感会马上消失。所以准妈们，能够顺产的话，就顺吧！

# 10 可爱的宝贝，全家期待与你的见面

孕 10 月：37~40 周

# 第10月

## 孕妈妈的变化

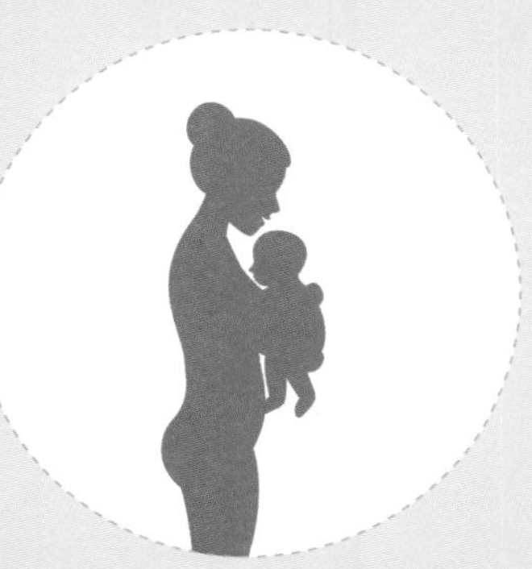

子宫：子宫底高度 29~35 厘米。

身体：有时会感觉到不规则的腹胀、腹痛和前期阵痛等。一旦产生前期阵痛，分娩就临近了。

## 胎宝宝的变化

胎重：3000~3500 克

胎长：约 51 厘米

四肢：手指脚趾长出指甲，并呈现出隆起，胎宝宝还会用口舔尝吸吮拇指。

五官：第 37 周时，胎儿会自动转向光源，这叫作“向光反应”。胎儿的感觉器官和神经系统可对母体内外的各种刺激作出反应。

系统：身体各部份器官已发育完成，其中肺是最后成熟的器官，在宝宝出生后几个小时内才能建立起正常的呼吸模式。

我的状态

进入孕10月，由于内分泌变化和膨大子宫的压迫，身体出现了一些不舒服症状。

体重：72.0千克

运动记录：瑜伽注重下肢和臀部髋部肌肉的练习，扭转放松动作、哑铃，中速步行。

心情手记：看电影、看话剧、依旧在会议上发言，不过告诉主办方我这个讲者随时可能去生宝宝不能参加。

饮食上有所放松，真馋啊，蛋糕、冰淇淋都开始品尝了。

产检笔记：远程胎心监护，留脐带血、胎盘干细胞。

豆豆的状态

豆豆已经从一个小细胞发育到2亿个细胞，随时准备与妈妈见面的小宝宝了！

孕妈妈的状态手记

体重：　　　千克

血糖：　　　毫摩尔／升

血压：　　　毫米汞柱

运动记录：

心情手记：

产检笔记：

## 宝宝B超检查正常值（单位：厘米）

| | 孕37周 | 孕38周 | 孕39周 | 孕40周 |
|---|---|---|---|---|
| 双顶径平均值 | 9.00 ± 0.63 | 9.08 ± 0.59 | 9.21 ± 0.59 | 9.28 ± 0.50 |
| 腹围平均值 | 30.14 ± 2.01 | 30.63 ± 2.83 | 31.34 ± 3.12 | 31.49 ± 2.79 |
| 股骨长 | 7.10 ± 0.52 | 7.20 ± 0.43 | 7.34 ± 0.53 | 7.4 ± 0.53 |

## 我的宝宝B超检查正常值（单位：厘米）

| 宝宝孕周 | 双顶径 | 腹围 | 股骨长 |
|---|---|---|---|
| 37周 | | | |
| 38周 | | | |
| 39周 | | | |
| 40周 | | | |

## 孕10月，我的产检项目单

♥ 一般检查

问诊，测体重，量血压，尿检，腹部超声波检查，水肿检查，腹围，子宫底高度检查

♥ 决定分娩方式

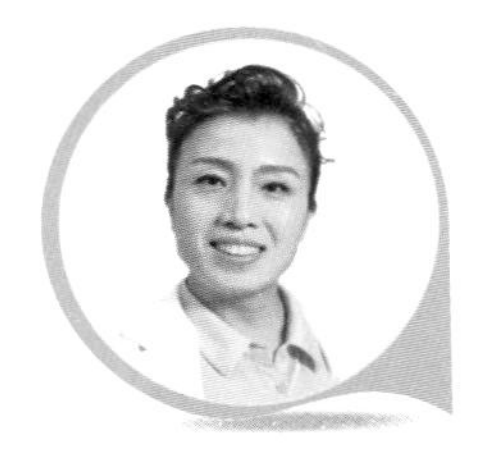

医生妈妈的叮嘱

在已完成的事情前划√

□ 进入的最后一个孕月，因随时都有可能破水、阵痛而分娩，应该避免独自外出或长时间在外。

□ 适当的运动仍不可缺少，但不可过度，以防消耗太多的精力而妨碍分娩，营养、睡眠和休养也必须充足。若发生破水或出血等分娩征兆，就不能再行沐浴。

## 不可不知的临产三大征兆

对于孕妈妈来说预产期就要到了，她们不仅要担心临产之前会有哪些征兆？身体出现的这些征兆，又该如何应对呢？

### 临产三大征兆之见红 ①

见红是即将分娩的一大信号，因为胎宝宝即将离开母体时，包裹着胎宝宝的包膜与子宫开始剥离，于是出血，多表现为阴道血色分泌物。并不是见红了就立即分娩，一般见红后很快会出现规律性的宫缩，然后进入产程。但见红后要做好随时住院的准备。

### 如何区分假见红?

有一些特殊情况也会造成阴道出血，这种不属于临产征兆。比如孕晚期或临产时发生无痛性反复出血，这可能是前置胎盘的征兆。一般来说，如果产检正常，平时无异常，预产期前后伴有宫缩，同时出现阴道出血，可以判断为见红。

### 见红后如何应对?

♥ 如果只是淡淡的血丝，可不必着急去医院，留在家里继续观察，别做剧烈运动。如果出血量达到甚至超过月经量，颜色较深，并伴有腹痛，就要立即去医院。

♥ 一般见红后24小时内会出现宫缩。

♥ 有规律的子宫收缩就是宫缩，这是临产的最有力证据。一般来说，见红后24小时内会出现宫缩，即进入了分娩阶段。

## 临产三大征兆之宫缩 ②

宫缩也就是阵痛，只有宫缩规律的时候才是进入产程的开始，如果肚子一阵阵发硬、发紧，疼痛无规律，这是胎儿向骨盆方向下降所致，属于前期宫缩，可能1小时疼一次，持续几秒转瞬即逝。当宫缩开始有规律，一般初产妇每10~15分钟宫缩一次，经产妇每15~20分钟宫缩一次，并且宫缩程度一阵比一阵强，每次持续时间延长，这就表示很快进入产程了。

### 宫缩达到什么程度需要去医院?

分娩并不是说开始就立刻开始的，是有一个过程的，所以即便是初产妇也不必惊慌，一般第一次分娩的孕妈妈，胎宝宝会在38周左右头部入盆，39周以后开始出现不规律宫缩，从没有痛感到有痛感，持续的强度也会逐渐增强。

如果宫缩不规律，1小时之内超过3次，孕妈妈还能自由活动，这时一般离分娩还有较长一段时间，如果从家到医院的路程不远，可以不必着急去医院，等宫缩规律的时候再去就行。但是最好及时和医院取得联系，随时准备住院。

如果临近预产期，宫缩开始规律，初产妇每10~15分钟宫缩一次，经产妇每15~20分钟宫缩一次，并且宫缩程度一阵比一阵强，或者间隔时间逐渐缩短，那么就要及时去医院了。

## 临产三大征兆之破水 ③

破水就是包裹胎儿的胎膜破裂了，羊水流了出来。破水一般在子宫口打开到胎儿头能出来的程度时出现。有的人在生产的时候才破水，有的人破水成为临产的第一个先兆。一旦破水，保持平躺，无论有无宫缩或见红，必须立即去医院。

### 破水是什么感觉?

发生破水时孕妈妈会感觉到一股热流从阴道流出，不能自控，类似尿失禁的感觉，有强烈的湿润感。临近分娩的时候要留意这些征兆。

### 破水后如何处理?

☞ 破水后，不管在何时何地，应立即平躺，并垫高臀部，不能再做任何活动，防止脐带脱垂，羊水流出过多。

☞ 立即去医院准备待产，在去医院的路上要适中保持平躺。

☞ 如果阴道排出棕色或绿色柏油样物质，表示胎儿宫内窘迫，需要立即生产。

☞ 一般破水后6~12小时即可分娩，如果没有分娩迹象，大多会使用催产素引产，以防止细菌感染。

## 马大夫贴心话

### 不是每个孕妇都同时有这些临产征兆

见红、宫缩、破水都是非常有力的临产征兆，这三者没有固定的先后顺序，也并不是所有的孕妈妈都会出现这些临产先兆。有的孕妈妈宫口全开了都没有发生破水，而是胎儿娩出和破水同时发生；有的出现假性宫缩后很快就进入规律宫缩，宫口打开得也很快，整个生产过程非常迅速……总之，了解临产先兆，配合个人的自我感觉，随时咨询医生，是非常安全的选择。

另外需要肯定的是，妈妈天生有保护宝宝的本能，如果您自己拿不准，那就去医院，如果医生认为您还不会那么快生，您就大胆回家。消除紧张、保持放松是最关键的，生产是个很自然的过程，相信自己一定能应对自如。

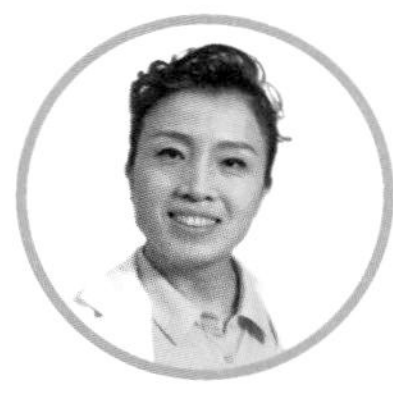

准妈妈的困惑

生孩子会很疼吗?

马大夫科普

前不久网上流传了一些准爸爸们体验分娩痛的视频。从7级到boss级，分娩疼痛让准爸爸们汗流浃背，开始怀疑人生！不过准爸爸体验的疼痛，与准妈妈真正分娩时的疼痛是不一样的。生产时准妈妈的疼痛会传导至大脑，大脑刺激身体分娩催产素，而这些催产素会刺激子宫进行收缩，进一步地将胎儿向宫颈推送，最后促成宝宝的降生。

所有妈妈生下宝宝前，都会经历一段时间的疼痛。很多准妈妈在想到要面临分娩痛时，心里都会打鼓。其实当准妈妈真的了解分娩痛后，会发现：其实生孩子真的没那么疼……

## 马大夫带您分析下：分娩疼痛的真正原因

### 分娩前半段的疼痛

❀ 主要来自子宫收缩和宫颈扩张。

❀ 子宫阵发性收缩，拉长或撕裂子宫肌纤维，子宫血管受压等刺激上传至大脑痛觉中枢，性质属于内脏痛，定位不明确。

❀ 疼痛主要在下腹部、腰部，有时候髋、骶部也会出现牵拉感。

❀ 多数准妈妈感觉到的宫缩痛与月经期痛性痉挛相似，但会更强烈。

### 分娩后半段的疼痛

❀ 来自阴道和会阴部肌肉、筋膜、皮肤、皮下组织的伸展、扩张和牵拉。

❀ 胎宝宝通过产道时，压迫产道，特别是子宫下段、宫颈和阴道、会阴部造成损伤和牵拉。

❀ 疼痛性质尖锐，定位明确，是典型的躯体痛。

❀ 有的准妈妈会感觉到这些部位有烧灼感，并出现不由自主的排便感。

# 自然分娩的过程

## 第一产程

从有规律的子宫收缩，到宫颈口完全扩张达10厘米的过程。这一过程一般需要4~24小时。随着阵痛，子宫口逐渐开大。每隔2~4小时，医生要为产妇做一次阴道指诊检查，以了解子宫口扩张的大小和胎先露下降的程度。一般每位孕妈妈都要接受3~5次这样的检查，特殊情况可能还要多一些。

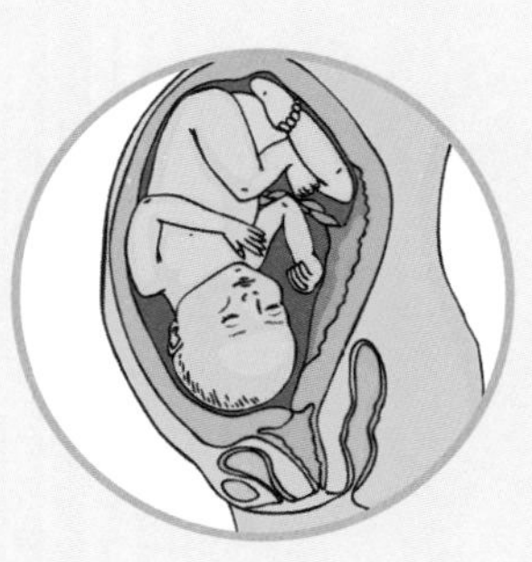

### 孕妈妈该怎么做

♥ 保持镇静乐观的心态。

♥ 在宫缩间歇少量多次补充进食高热量、易消化的食物。例如牛奶、巧克力、鸡蛋、挂面汤等，并注意摄入足够的水分，注意休息，以保证充沛的精力与体力。

♥ 如果胎膜未破，可以在急诊室外适度行走活动。

♥ 宫缩疼痛时做一些辅助的减痛动作，并配合拉梅兹呼吸法。

♥ 胎膜一般会在第一产程破裂，羊水流出，破膜后需要立刻卧床，医生也要做记录、听胎心，当孕妈妈发现有羊水流出要立刻告知医生！

♥ 孕妈妈应在2~4小时排尿一次，避免膀胱充盈影响宫缩和胎先露的下降。如果出现排尿困难应该及时告诉医生。

## 第二产程

从宫颈口完全扩张到胎儿娩出。一般需要半小时到两个小时的时间。进入第二阶段，孕妈妈基本都在产床上度过，此时是分娩的高峰时段，宝宝即将出生。

### 孕妈妈该怎么做

♥ 此时子宫颈口已全开，当子宫收缩出现排便感时，孕妈妈这时候要双手抓住床边上的拉手，先吸一口气，屏气，像解大便那样向下用力，时间越长越好，等宫缩过后，立即休息保存体力！

♥ 当胎儿即将娩出阴道口时，医生会让你张口哈气，那时候才需要大力张口哈气，免得一味用劲，力量过猛，会引起阴道撕裂。

## 第三产程

从胎儿娩出后到胎盘娩出为止。一般需要10分钟到一个半小时。胎儿娩出后，仍会有宫缩促使胎盘娩出，只是这时的宫缩相对来说是无疼痛的。

### 孕妈妈该怎么做

♥ 历经艰辛痛苦，胎儿已经娩出了，终于与宝宝见面了。只需要静静等待胎盘娩出即可。医生会协助妈妈娩出胎盘。护士会协助皮肤接触，早开奶。

♥ 如有会阴撕裂伤或者会阴侧切，在胎盘娩出后需做缝合，孕妈妈应该坚强配合医生，尽快完成！

## 生产时真正感到疼痛的宫缩时间有多长

研究表明，孕妈妈对分娩疼痛时间有一个明确的概念，能帮助她加快产程。

准妈妈在经历难熬的分娩痛时，会对“到底还要疼多久”有一个预期，这个预期可以在最艰难的时候作为心理支柱，最终实现顺产。

宫颈口开到 3 厘米时，宫缩总时为 20~40 分钟。

宫颈口为 3~7 厘米时，宫缩总时为 30~60 分钟。

宫颈口为 7~10 厘米时，宫缩总时为 30~40 分钟。

这样算的话，宫缩疼痛的总时间小于 3 小时，准妈妈是不是觉得可以长出一口气了？

而且，这 3 小时并不是一直持续的疼，是间歇性的。

不痛的时候，准妈妈可以喝点水、吃点东西、休息一下以补充体力。

## 哪些因素会影响分娩痛呢

### 痛阈值不同

痛阈值是机体对外力刺激最大的承受能力，痛阈值越高，承受疼痛的能力越强，反之则越弱。

每个人在生理上都存在一定的差异。有人打针都觉得很疼，而有些人不怎么疼，这就是因为每个人的痛阈值不相同。所以如果有人告诉您说生宝宝很痛，千万不要被这句话吓到；如果还有人跟您说生宝宝一点儿也不痛，就像排便一样，准妈妈也不要真的这样以为。毕竟实践出真知，等到准妈妈自己生的时候，就能切实地感受到生宝宝到底有多痛了。

不过如果准妈妈选择了顺产，愿意体验宝宝出生给您带来的感受，就做好准备，承受宫缩带来的疼痛吧！

## 孤独感

如果准妈妈在生孩子的时候发现自己除了疼痛难忍还要孤军奋战，这种孤独感会让准妈妈对于疼痛的感受更敏感。

所以在分娩之前准妈妈可以考虑是否让丈夫或其他亲人陪在自己身边，从肉体上共同承担疼痛，从精神上给予支持，从而减轻疼痛感。

即使有的医院不让家属进产房，亲属们还可以通过电话、视频等方式来为准妈妈加油鼓劲儿。

## 疲劳、紧张和急躁等心理因素

过于疲劳会加重疼痛感，准妈妈要注意：冷静对待从未感受过的宫缩及其带来的疼痛和说不出来的不适。

尤其在应对宫缩时的疼痛，千万不要像宫廷剧里生怕别人不知道自己在生产的后宫娘娘们一样大声喊叫。与其浪费那个时间喊叫，不如养精蓄锐安抚自己的情绪，准备十足的信心迎接宫缩疼痛。

# 分娩减痛神器——拉梅兹呼吸法

拉梅兹分娩呼吸法通过对神经肌肉控制、产前体操及呼吸技巧的训练，有效地让准妈妈在分娩时将注意力集中在对自己的呼吸控制上，转移疼痛，放松身心，能够充满信心地在产痛发生时冷静应对，以达到加速产程并让胎儿顺利出生的目的。

## 第一阶段：胸式呼吸法

应用时机：分娩开始时，宫颈开3厘米左右。子宫每5~10分钟收缩一次，每次收缩约长30秒。

练习方法：采用的是缓慢的胸式呼吸。由鼻子深深吸一口气，随着子宫收缩就开始吸气、吐气，反复进行，直到阵痛停止才恢复正常呼吸。

**作用及练习时间**

胸式呼吸是一种不费力且舒服的减痛呼吸方式，每当子宫开始或结束剧烈收缩时，准妈妈可以通过这种呼吸方式来缓解疼痛。

## 第二阶段："嘶嘶"轻浅呼吸法

应用时机：此时宝贝一面转动，一面慢慢由产道下来，宫颈开至3~7厘米，子宫的收缩变得更加频繁，每3~5分钟就会收缩一次，每次持续30~60秒。

练习方法：让自己的身体完全放松，眼睛注视着同一点。保持轻浅呼吸，用鼻吸嘴呼的方式让吸入及吐出的气量相等，保持呼吸高位在喉咙，就像发出“嘶嘶”的声音。

**作用及练习时间**

子宫开始收缩，采用胸式深呼吸，当子宫强烈收缩时，采用轻浅呼吸法，收缩开始减缓时恢复深呼吸。练习时由连续 20 秒慢慢加长，直至一次呼吸练习能达到 60 秒。

### ◎ 第三阶段：喘息呼吸法

应用时机：当子宫开至 7~10 厘米时，准妈妈感觉到子宫每 45~60 秒就会收缩一次，这已经到了产程最激烈、最难控制的阶段了。

练习方法：准妈妈先将空气排出后，做 4~6 次的短呼气后长吐一口气，感觉就像在吹气球，比“嘶嘶”轻浅式呼吸还要浅，也可以根据子宫收缩的程度调解速度。

**作用及练习时间**

练习时由一次呼吸练习持续 45 秒慢慢加长至一次呼吸持续 90 秒。

### ◎ 第四阶段：哈气吹蜡烛

应用时机：进入第二产程的最后阶段，准妈妈想用力将胎儿从产道送出，但是此时医护人员要求不要用力，以免发生阴道撕裂，等待宝宝自己挤出来。

练习方法：阵痛开始，准妈妈先深吸一口气，接着短而有力地哈气，如浅吐1、2、3、4，接着大大地吐出所有的“气”，就像在吹蜡烛。

**作用及练习时间**

直到不想用力为止，练习时每次需达90秒。

### ◎ 第五阶段：用力推

应用时机：此时宫颈口全开了，助产士也要求准妈妈在即将看到宝宝头部时，用力将其娩出。

练习方法：准妈妈下巴前缩，略抬头，用力使肺部的空气压向下腹部，完全放松骨盆肌肉，需要换气时，保持原有姿势，马上把气呼出，同时马上吸满一口气，继续憋气和用力，直到宝宝娩出。当胎头已娩出产道时，准妈妈可使用短促的呼吸来减缓疼痛。

**作用及练习时间**

每次练习时，至少要持续60秒用力。

分娩是一种自然的生理现象，而分娩痛是每一个健康的女性完全能承受的。有些准妈妈进入临产阶段时，精神会高度紧张，全身肌肉紧缩甚至发抖，还会大喊大叫，这样做不但不会缓解疼痛，还会加剧疼痛。

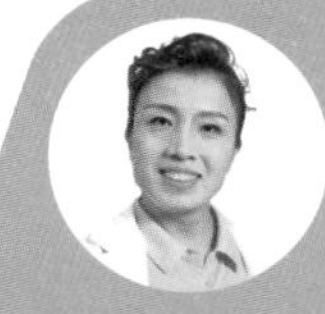

贴心小贴士

我每天早晨大概要做10~20个胸式呼吸或者腹式呼吸，我是要完成作业的。另外我们运动医学的老师也讲，在做快步走的时候，要两步一吸，两步一呼，那其实也是一个深缓的呼吸。所以进行深缓的呼吸，您会做到完善的气体交换，对膈肌也是很好的锻炼。

# 顺产：请勇敢地选择

生产过程中最理想的就是顺产。关于生产我们开始认为最重要的几大因素是产力、产道、胎儿。

**产力** 就是子宫的收缩力，很好的腹肌和大腿肌肉的力量以促进胎儿的下降。

**产道** 大夫会去测量骨产道和软产道，看看您的骨盆有没有出口的问题。

**胎儿** 指的是宝宝的大小和宝宝的位置。

所以孕妈妈可以培养自己的产力、控制体重让胎儿大小合适。

后来我们发现除了这三个因素外，还有很重要的一点是心理因素。孕妈妈要有必胜的信心，要凭着自己的信心努力，并且相信宝宝也会配合，让他自己平安地来到世上。

现在又提上日程的是自由体位。孕妈妈出现宫缩后，不是完全躺在床上，您要下来走、坐、慢舞，或者是坐在瑜伽球上，这样有助于生产。

产力 产道 胎儿 + 心理 + 自由体位

所以说一个成功的阴道分娩，孕妈妈的准备应该包括很好的心理准备，很好的产力，妈妈本身不错的产道，您自己控制的胎儿大小，以及临产时您用了很好的自由体位。大自然设计我们女人就是会生孩子的。所以我们大家要特别有信心，绝大多数人都是可以自己把孩子顺产生下来的。

**有的准妈妈认为**

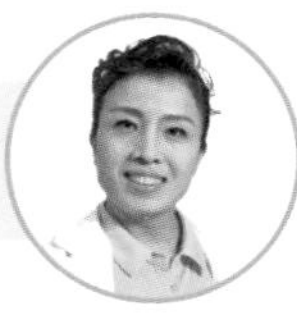

自己生太疼了，简直无法忍受。剖宫产用了麻醉药既不疼，母子又平安，多好啊！

马大夫的顺产经

♥ 顺产是一种最自然的过程，生完还是完整的，没有缺陷。

♥ 尽管暂时有宫缩的疼痛，但是您身上所有的伤口，甚至侧切的伤口都是暂时的，不是永久的。您不会有子宫上的切口，不会有剖宫产以及麻醉等的副作用和风险，将来再次妊娠，疤痕妊娠、剖宫产内膜异位等风险对于妈妈来说都是没有的。

♥ 宝宝经过宫缩和产道的挤压可以预防感觉统和失调，就是因为生产挤压的过程，把宝宝视觉、触觉、听觉、嗅觉统和在一起了，这种宝宝不容易出现多动症。

♥ 宝宝在肚子里是无菌状态的，他生出来的环境越天然越好，经过阴道、产道和母乳喂养，宝宝所接触的都是最好的细菌。那么他就可以预防比如常见的湿疹、过敏以及哮喘等过敏性疾病。

♥ 经阴道分娩的宝宝，湿肺的风险是最低的。

♥ 剖宫产是不得已而为之的，是去抢救大人和孩子生命的一项技术，剖宫产虽没有自己生那么疼，但由于麻醉药的止痛作用，分娩痛是减轻了，但在某种程度上存在一定的风险，如：

- 麻醉意外。
- 若膀胱充盈或肠道胀气，存在粘连等异常情况下便易伤及膀胱或肠管。
- 术后妈妈出血和产后感染率都高于顺产。
- 可引起术后肠粘连、切口子宫内膜异位征。
- 再次怀孕可能会发生疤痕妊娠（即怀孕时胚胎种在疤痕上），这种情况可引起大出血。
- 最后，剖宫产后的妈妈恢复是要慢一点的。下地、喂奶、进食都是要差一点的。

**有的准妈妈认为**

自然分娩会导致阴道扩张，使其失去原有弹性，由此降低敏感度而影响性生活质量。

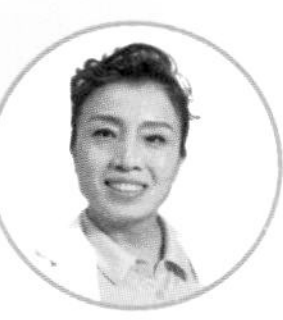

马大夫的顺产经

实际上无论哪一种分娩方式，只要怀孕都会造成盆底肌肉的损伤，导致阴道松弛，这就需要孕妈妈做一些盆底肌肉的锻炼。部分经阴道分娩的新妈妈可能出现暂时的性功能下降，但这是由以下原因造成的：

- 分娩后体内性激素水平骤降，提不起性欲。
- 分娩时阴道壁神经受压，导致性刺激敏感度降低。
- 新妈妈要哺乳、哄娃，精力容易不足。

随着新妈妈身体复原，性激素水平恢复到原水平，性功能也会随之恢复正常。因此，性敏感度与阴道分娩无关，完全不必为此担心。

**有的准妈妈认为**

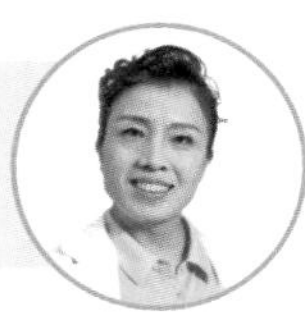

自然分娩时，使骨缝打开、骨盆结构发生改变，产后很长一段时间没办法恢复孕前身材。

马大夫的顺产经

自然分娩的新妈妈在子宫收缩的作用下，打开、扩张的是宫颈，并非骨盆的骨缝儿，宝宝娩出后1个月左右宫颈口会关闭。

但在孕期，为了顺利分娩，准妈妈体内激素水平的变化会使连接骨盆的韧带松弛，这与分娩方式无关，分娩后会慢慢恢复。

因此，自然分娩不会影响日后体形恢复。新妈妈在分娩后应坚持母乳喂养、合理进食、适当运动，身材一定能恢复到孕前。

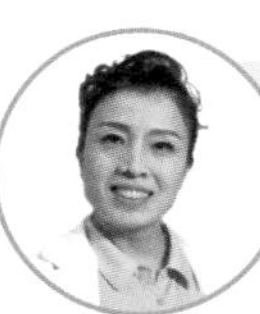

**有的准妈妈认为**

担心没力气生产，如果自然分娩不成，还是得剖宫产，还不如一开始就剖，免得受二茬罪。

马大夫的顺产经

产力与体质不是绝对成正比的，子宫收缩是生理性、规律性的收缩，分娩动力神奇而巨大，因此有自然分娩条件的准妈妈，要给自己试产的机会。

所以为了增强产力，孕妈妈需要在孕期加强运动。

自然分娩是个动态观察的过程，一些突发情况是不可预知的，如胎心、胎位、羊水情况、准妈妈的血压和产程进展等，二茬罪的确存在，但发生率比较低，仅占5%~10%。

因此，别放弃自然分娩的机会而直接选择剖宫产。医生评估后没有剖腹产指征的话，孕妈妈就勇敢的顺产吧！

## 马大夫碎碎念

### 顺产妈妈的福利——无痛分娩

应对分娩痛其实可以采用无痛分娩。无痛分娩也叫作“分娩镇痛”，简单来说就是利用各种医学措施，对分娩痛进行一些“镇压”的分娩方式。这种分娩方式可以减轻准妈妈的剧痛感，在一定程度上能消除准妈妈对分娩的恐惧。而且无痛分娩也会让准妈妈在第一产程得到充分休息，为之后的分娩保存体力。目前应用最为普遍的无痛分娩法为硬膜外阻滞镇痛分娩法。它的具体做法是将适量浓度的局部麻醉药及止痛药注射到准妈妈的硬膜外腔，阻断其支配子宫的感觉神经，减少其在分娩时的疼痛。

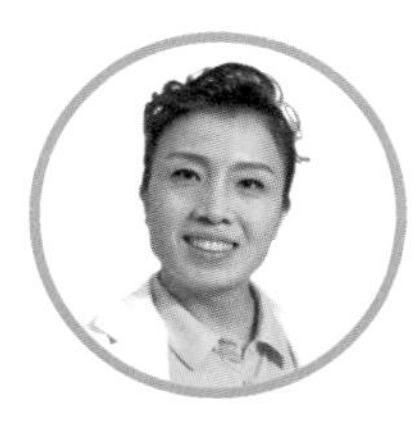

准妈妈的困惑

无痛分娩是在彻底“消灭”产痛吗？

马大夫科普

不是的！无痛分娩是通过阻滞部分痛觉神经的传导，以此来缓解宫缩过多带来的负面影响。也就是说无痛分娩是减轻产痛，起到镇痛的效果，而不是让产痛消失。

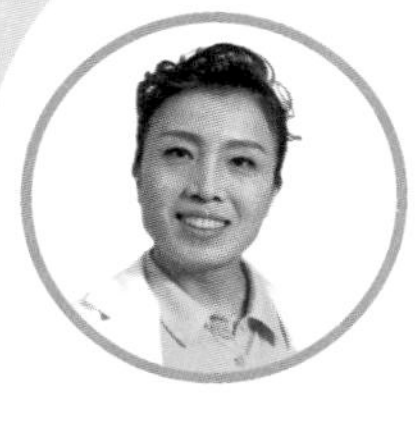

准妈妈的困惑

我都无痛分娩了，还用使力气么？

马大夫科普

需要。无痛分娩所用的镇痛剂只是麻痹了准妈妈的痛觉神经，但运动神经和其他神经是不受影响的。

所以，分娩期间，准妈妈的肌肉活动是完全自如的，能感觉到腹肌收缩和子宫收缩，准妈妈可以根据医护人员的指令用力。

如果没有用力的感觉，准妈妈也可以在医护人员指导下使劲，促进分娩的顺利完成。

准妈妈的困惑

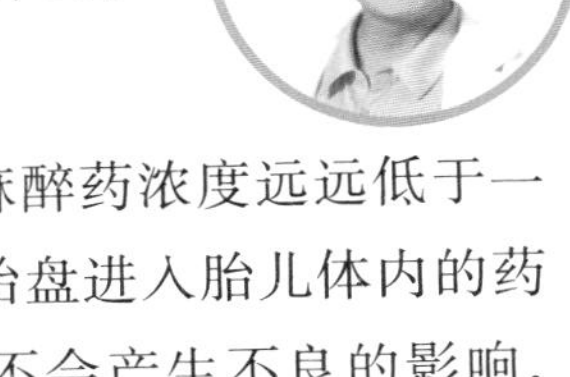

无痛分娩对宝宝的健康影响大不大?

马大夫科普

不大。由于无痛分娩的麻醉药浓度远远低于一般手术的用药剂量，能经过胎盘进入胎儿体内的药物量更是微乎其微，对宝宝不会产生不良的影响，更不会阻碍宝宝的脑部发育。

准妈妈的困惑

所有的准妈妈都可以无痛分娩吗?

马大夫科普

不是所有。无痛分娩让准妈妈减少分娩痛的折磨和对分娩的恐惧，但并不是所有的准妈妈都适合采取无痛分娩的方式。

♥ 准妈妈有阴道分娩禁忌证，如胎盘早剥、前置胎盘、胎儿宫内窘迫等，不适合无痛分娩。

♥ 准妈妈有麻醉禁忌证，如对麻醉药或镇痛药过敏、耐受力超强等，也不适合无痛分娩。

♥ 准妈妈有凝血功能障碍，也不能采用无痛分娩。

♥ 准妈妈有妊娠合并心脏病、腰部有外伤史等情况，应提前告知医生，由医生决定是否进行无痛分娩。

# 剖宫产

剖宫产在医疗上是分为择期剖宫产和紧急剖宫产的。择期剖宫产就是选日子剖宫产；另一种则是在分娩过程中出现突发状况后，由自然分娩紧急改为剖宫产的“紧急剖宫产”。

**计划性剖宫产**

- ☞ 胎位不正
- ☞ 多胎妊娠
- ☞ 巨大儿
- ☞ 前置胎盘
- ☞ 剖宫产史
- ☞ 妈妈的骨盆不够富余
- ☞ 产妇本身患有疾病

**紧急剖宫产**

- ☞ 胎儿心率下降
- ☞ 破水很长时间未能顺利娩出
- ☞ 胎盘早期剥离
- ☞ 过期产
- ☞ 胎儿宫腔感染

出现以上这些情况，大夫就需要选择剖宫产这种方法来帮助妈妈和宝宝避免生产过程中出现很大的问题。

**准妈妈的困惑**

剖宫产手术恢复需要多长时间？

**马大夫科普**

顺产和剖宫产后6周称为产褥期。过了6周基本上都恢复得差不多了。

## 马大夫贴心话

### 剖宫产后的注意事项

剖宫术后，尤其是您在医院的这一段时间内，有三个方面注意事项：

一要注意排小便，因为术前是要插尿管的，麻醉会影响膀胱功能，所以在拔尿管之后，我们希望2~4小时左右，您应该有非常顺畅的小便。

二要注意排气，因为麻醉和手术是会影响肠道功能的。一旦您恢复排气了，就提示肠道功能恢复正常了。

三要注意泌乳。剖宫产的妈妈没有经过产程，容易有泌乳的问题。所以要鼓励剖宫产妈妈进行母乳喂养，提高她的哺乳频率。

## 侧切：温柔的一刀

侧切的大名叫“会阴切开”。会阴切开是一种助产手段，就是用手术剪剪开部分会阴组织，扩大阴道口，加快胎儿娩出。会阴切开又分正中切开、侧斜切开和侧切开，我们常说的“侧切”就是指侧斜切开或者侧切开，而且一般情况下会在左侧进行。

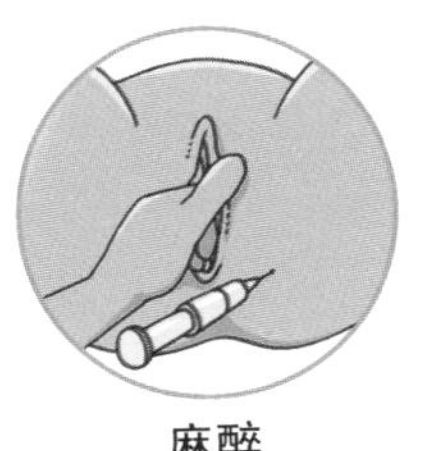

麻醉

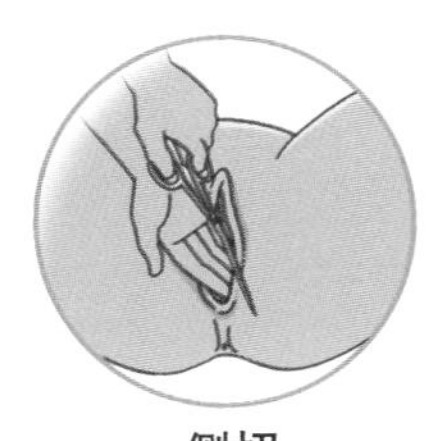

侧切

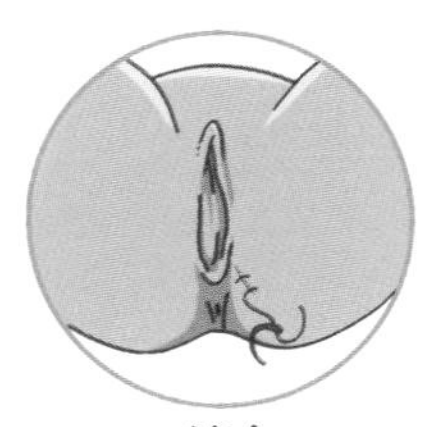

缝合

一说到侧切，很多孕妈妈内心应该都是拒绝的。孕妈妈要知道，有些时候为了自己好，为了宝宝好，您可能需要会阴切开这温柔的一刀。关于侧切每个医院的规章制度不一样，习惯也是不一样的。对于是否侧切，我们一般的判断是：

1

### 产妈会阴条件欠佳

如果您的会阴组织弹性差，或是阴道口窄小，或是会阴部有炎症、水肿之类的异常情况，我们会考虑为您做会阴切开。如果不进行会阴切开，很有可能会在胎头娩出的时候发生严重的会阴部撕裂伤。撕裂的伤口凌乱不规则，这不但会增加医生缝合的难度，增加缝合的时间，增加缝合时的痛苦，之后还会延长伤口愈合的时间，愈合后留下的疤痕也会影响会阴部整体的美观性。而且严重的裂伤还会累及阴道、肛门，想想看，裂到阴道，裂到肛门，那产后恢复的烦恼可就多了。

### 宝宝胎头娩出困难

如果胎宝宝的头比较大，或是胎头位置不正，使胎头阻滞于会阴处，无法顺利娩出时，就必须做会阴切开。宝宝在子宫里生活的时候，在羊水里享受着脐带送来的营养和氧气，等长熟了要出来的时候，就会卯足劲儿往外挤，同时营养与氧气消耗量增大，也失去了羊水的滋养，如果娩出过程不顺利，胎头卡在产道中过度受到挤压，就可能发生缺氧，威胁到胎儿的生命。

贴心小提示

侧切主要是一周之内会有比较明确的疼痛。拆线前会有一些牵拉的不适感觉。拆线后很多妈妈基本上能够恢复正常的状态。

## 3 产妈的体质不适合

35岁以上的高龄孕妈、有心脏病的孕妈、有妊娠期高血压、妊娠期糖尿病的高危妊娠孕妈，需要进行会阴切开。有以上情况的孕妈，您的身体状况可能无法耐受短则五六小时，长则十几小时的产程时间，为了加快产程进展需要进行会阴切开，以防体力消耗过大、产力下降延长产程。

## 4 宝宝的状况不太好

如果子宫口已开全，胎头比较低，但是胎心监护状况不太好，胎宝宝心率发生异常变化，如节律不齐等，并且羊水浑浊或混有胎粪，就必须做会阴切开。胎宝宝出现这些表现，说明他在子宫内的生存状况不好，会阴切开有利于助产人员协助宝宝尽快娩出，及时实施相关检查救护措施。

准妈妈的困惑

侧切后需要注意些什么？

马大夫科普

侧切后，您要避免恶露流在侧切的伤口里，比如说左侧的侧切，您要向右侧躺，保证下面的清洁以及干燥，避免恶露将伤口沤着。

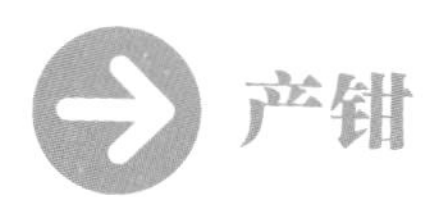

## 产钳

产钳助产经常用于一些低位难产，尤其是顺产胎头娩出有困难时，医生会用产钳或者吸引器帮助分娩。产钳助产的方法主要用在：

♥ 宝宝需要帮助，比如说宝宝的胎心不好，羊水不好，我们希望宝宝迅速出来，因为如果不出来，他可能会发生窒息。

♥ 妈妈没有产力，或者说妈妈本身心脏有问题，她没有办法耐受长时间的向下用力的生产过程，我们都可能会采用吸引器或者产钳助产的方法，来帮助完成分娩。

只要手法得当，产钳放置的位置得当，一般情况下对胎儿没有什么损伤。

准妈妈的困惑

使用产钳对宝宝的伤害几率大吗?

马大夫科普

会有的，任何一种事情都是利弊相伴随的。因为我们要救孩子，要对妈妈好，我们必须要采用这样的一个方法，那么只要是产钳，就可能会有产道裂伤、小孩的产伤，这种风险是有的。

## 产后抑郁：都是失宠惹得祸

> 对每个家庭来说，宝宝出生都是一件大喜事，公公婆婆抱娃多久都不嫌累，爸爸妈妈在旁笑得合不拢嘴，老公更是前前后后地可劲儿欣赏着小宝贝……可是，宝儿妈呢，在床上躺着，在家人的身后，在目光的边缘……想想没生前那位家中的女王，现在舞台的聚光灯都打在了宝宝的身上，哼，心里不平衡的宝儿妈要不开心了。

部分宝儿妈在产后会有这样的心理体验，家人注意力的转移会让她们产生些许失落感。如果不能及时调整心态，很有可能就会发展为抑郁状态。

而抑郁的根源不仅仅在于“失宠”的失落感，还可能与妊娠结局不如意、照顾宝宝不顺心、家庭关系不和谐、角色转变不顺利等负面生活事件有关。失望、自责、害怕、自愧等消极情绪让新妈妈被抑郁状态所笼罩，渐渐地变得情绪低落，反应迟钝，对什么都提不起兴趣，做什么都打不起精神，而且老是觉得累，想睡又睡不好，睡不着又醒得早，有时候还会茶饭不思，吃不下饭甚至不想吃饭，更别说照顾宝宝了，母乳喂养之类的事情也没有心思去做，对宝宝的需求也不能及时回应甚至不想回应，或者讨厌憎恶。

看着这些产后抑郁的表现，您是不是觉得很不可思议？哪有生下孩子的妈妈不开心还不照顾宝宝的？

但这确实是产后妈妈中较为常见的心理问题。国内产后抑郁发生率为 13.1%~16.3%，相当于 10 名产妇中就有 1~2 名产妇会为产后抑郁所困扰。而这困扰的不仅仅是妈妈的情绪，还有宝宝的身心健康。产后抑郁若不及时干预可影响婴幼儿的发育及情绪、智力、行为的发展，甚至可能会造成婴幼儿认知、情感、性格、行为障碍，给家庭、社会带来不利影响。

如果不重视的话，产后抑郁可能就会是一件很可怕的事情。所以，我们要"懂得用科学的知识，做到积极预防，及时发现和有效应对。万事万物自有其因果，要想药到病除，必先对症下药"。身体疾病的治疗是这样，心理问题的缓解也是这样的。产后抑郁的预防或应对都应先了解它的具体原因。

产后抑郁根据原因及表现的不同可分为依赖型抑郁、内摄型抑郁、继发型抑郁、愤怒型抑郁及低自尊型抑郁。

## 形形色色的产后抑郁

### 依赖型产后抑郁

【对症】由丧失感引起，产后胎儿与自己身体的分离、分娩及产后经历的疼痛、产后体型的变化、生活作息规律的改变、母亲角色的转化、被关注度的降低，都可能带来丧失感，诱发抑郁状态。

【下药】产后新妈妈要努力适应身体、心理、社会关系的变化，家人要多给予新妈妈关注和关爱。

### 内摄型抑郁

【对症】以内疚感为主要特征，当新妈妈在照顾宝宝方面做得不够好时，可能会得到长辈的批评，内心自责自愧，是引发内摄型抑郁的主要原因。

【下药】家人应多鼓励缺乏经验的新妈妈，切忌求全责备，而新妈妈也应在产后或孕期努力学习育儿知识技能，增强自我效能感。

### 低自尊型抑郁

【对症】低自尊是主要诱发因素，怀孕时的设想与分娩后的现实之间的差距，会让新妈妈失望、矛盾，自尊心受到打击，从而产生不愉快的情感体验。

【下药】提高自我评价是预防或应对低自尊型抑郁的主要方法，新妈妈要善于接受差异，理想与现实总是会有距离，而家人在产前应避免过高期望的表达，产后则要懂得表现自己的满足感，毕竟生男生女，都是爱情的果实，血肉的结晶，生命的依靠。

### 愤怒型抑郁

【对症】挫折感是主要症结，自杀倾向是特征表现。产检异常、胎儿取舍的矛盾、分娩时的疼痛煎熬、自然分娩转剖宫产的打击、对孩子的性别和健康状况不满意等，都可能带来挫折感。这种挫折感引发的愤怒情绪，可能会指向丈夫和孩子，也可能会指向自己，进而产生自杀念头。

【下药】为了预防愤怒型抑郁，妊娠过程中的每个小挫折孕妈妈都应积极面对，孕家人都应给予强大的支持和理解，而产后出现愤怒型抑郁倾向时，家人应及时识别并积极寻求专业心理治疗帮助。

### 继发型抑郁

【对症】产妇自身性格缺陷造成的，生活不规律、经常感到孤单寂寞抑郁的女性较易发生该种类型的产后抑郁。

【下药】备孕期及孕期要调整日常作息，合理安排工作生活，孕妇家人尤其是丈夫与母亲要多陪伴孕妇。

身体健康很重要，心理健康也不容忽视。无论是孕期还是产后，我们既要关心自己的身体，也要关怀自己的内心。抑郁、愤怒、焦虑是人的三种基本情感成分，偶尔有抑郁情绪不可怕，而不了解、不在意、不预防、不应对才是可怕的事情。

## 马大夫贴心话

### 重视产后抑郁

产妇家人在产后抑郁的预防中有至关重要的作用！生完孩子后产妇家人要记得给新妈妈安排温馨舒适的休养环境，要营造轻松愉悦的家庭氛围，尤其是丈夫、婆婆和丈母娘，要给予新妈妈足够的体贴、关心、鼓励和支持，不对新妈妈严格要求，没有谁会是个完美的妈妈，只要做到自己的最好状态就可以了。

当抑郁情绪持续两周以上不见缓解时，家人应及时陪同产妇进行专业的心理干预。家人必须重视产后抑郁，因为严重抑郁会使产妇出现强烈的自杀倾向。

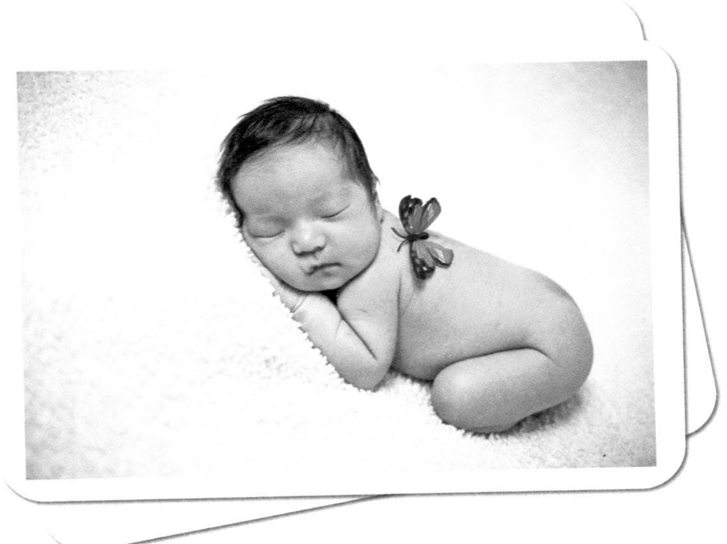

小豆豆出生啦！

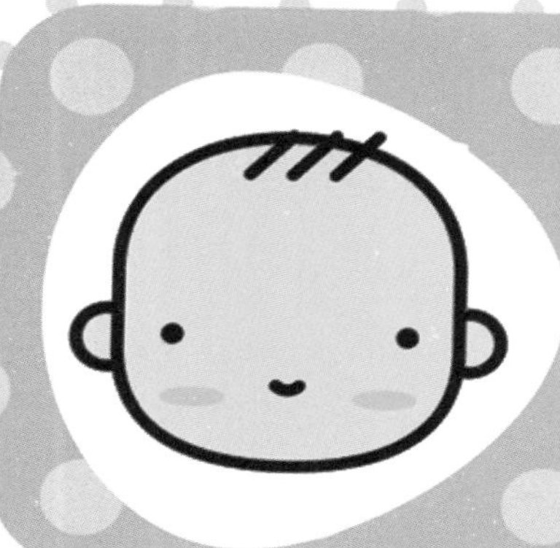

# 宝宝驾到

出生小档案

妈妈给宝宝一生的祝福语：

爸爸给宝宝一生的祝福语：

宝宝姓名：　　宝宝乳名：

出生日期：　年　月　日　时　分

体重：　千克

身长：　厘米

血型：

属相：

星座：

出生地点：

# 后记

## 女人一生怎样度过？
## ——一封妇产科医生写给女儿的信

2016年岁末我迎来了我的二宝，我在北京协和妇产科医生、科研教学项目负责人、科普专家的称号之外，又多了一个高龄二孩妈妈的标签。

看着17岁的大姐姐抱着两个月的小妹妹逗笑，妈妈想从过来人和女性健康的角度给姐妹俩说说那些身体和心理方面要注意的事情。

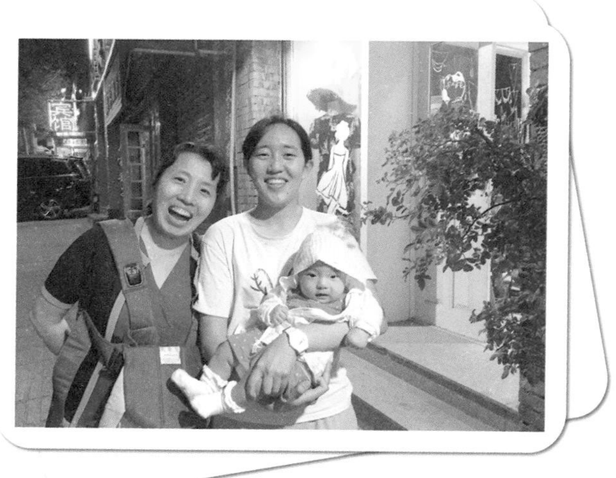

## 10 几岁时
### 妈妈会帮助你了解身体，养成好习惯

步入青春期，妈妈会帮助你了解女孩和男孩的身体，了解青春期发育的规律和性知识，尤其要对来月经这个巨变有很好的准备。我们还要一起进行心理建设，形成健全乐观的人格心理、学习心理和情感心理，要做到“得之坦然、失之淡然、争其必然、顺其自然”，妈妈有信心跟你一起安然度过青春期！

这时，还是良好习惯养成的时期，包括：

1. 注意均衡营养，不嘴馋，去超市尽量选生鲜食品，少吃或者不吃油炸快餐食品和饮料。

2. 喜欢并擅长几种运动，而且能够养成规律运动的习惯，无论学习压力多大，也不能作为没时间去运动的借口。

3. 保持正确体态和姿势的习惯，像少林寺训诫的那样“立如松、坐如钟、卧如弓”，不要偷懒含胸驼背，挺拔的身姿会让你受益匪浅的。

4. 养成爱护牙齿的习惯，好好刷牙、及时漱口、学会用牙线、定期洗牙，要知道一口好牙能让你老了依旧能吃香喝辣。

5. 当然，还包括爱护自己身体，比如保持良好的睡眠，注意用眼卫生，好好洗脸，做好防晒保湿，将保持良好的身材作为一辈子的作业。

## 20 几岁时

### 妈妈希望你 30 岁之前嫁出去，但不会逼婚

你应该是在大学完成学业，在学校里的业余生活会更加充实，但是回家吃饭的机会越来越少了。这时，你非常可能遇到心仪的男生，会有懵懵懂懂的友情、爱情，妈妈需要特别郑重地提醒你，性的这一界限不可轻易触碰，很多时候年轻女孩会为了那句“说你爱我，就给我证明”而不知所措，但是真正的爱情是有着共同的目标和“三观”，是可以等待的。

还有一个事实就是大学期间会有一些新发的艾滋病学生，艾滋病和其他的性病其实离我们很近，而避孕套的正确使用是降低发病最重要的关口。妈妈希望的理想情况是女儿在 30 岁之前嫁出去，最好也能生下小宝宝，但为娘也不会逼婚的啦……

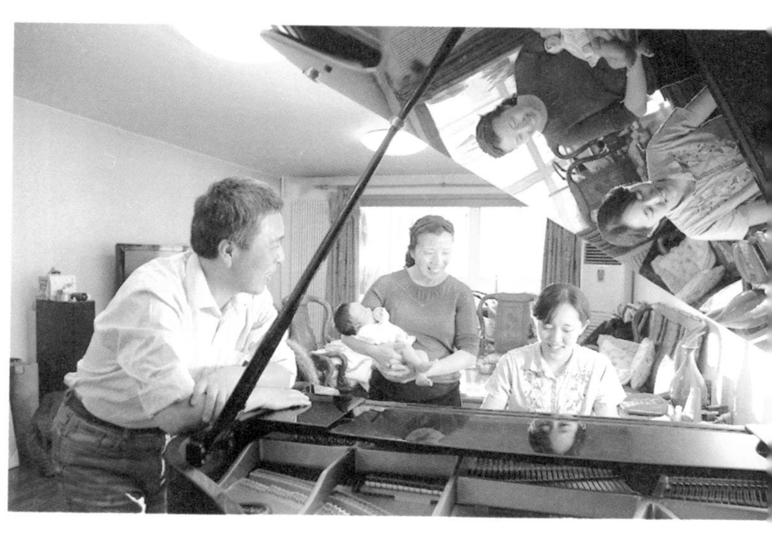

## 30 几岁时
### 来一次意料之中的意外怀孕吧！

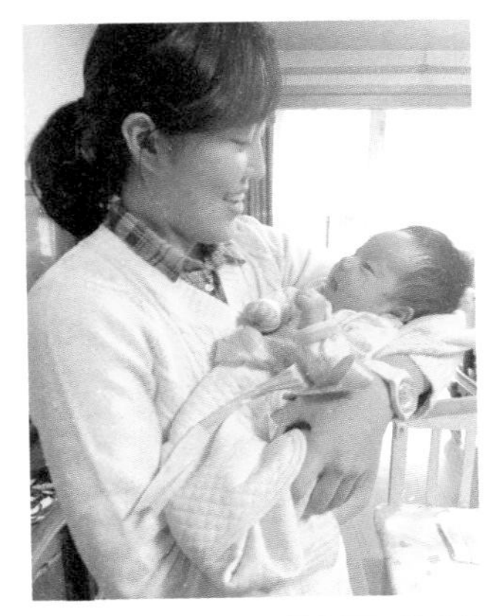

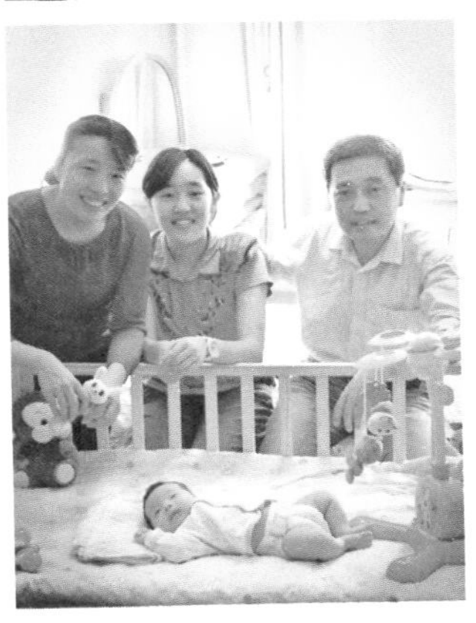

你应该嫁为人妇了，要知道组成新的家庭，双方需要很好地适应对方的生活习惯，夫妻中很多事情也没有绝对的正确错误，要学会良好的正面的沟通，切记保持人格独立、经济独立、学会接纳，不抱怨不埋怨，婚姻不会像言情小说那样卿卿我我。

这时，你还应该为人母了，给你的宝宝一个健康的人生开端，包括做好孕前检查，做好避孕措施，避免不必要的流产，也不要过分紧张，就做好准备来一次意料之中的意外怀孕吧，怀孕期间更要做好孕期健康管理，尤其重视体重增长这件事情，然后成功地顺产和母乳喂养，接下来你要做一个人格完善、情绪稳定、坚强勇敢的妈妈，当然我也会尽力做一个好姥姥的！

## 50 几岁时
### 学会放手，与月经这个老朋友说再见

面临你的孩子外出求学的空巢期，要学会适应孩子长大，学会放手，有自己的喜好和朋友圈，过好自己的生活。同时要

与你的老公共同成长，保持自己的年轻态，避免出现中年的婚姻危机。

这时，应该是一个身体状况呈现分水岭的时候了，首先面临的是绝经，把她作为和来月经一样顺其自然的事情，与月经这个老朋友说再见确实有点伤感，但同时也意味着不用避孕了，可以随时游泳了。当然，如果你的身体情况允许，妈妈建议你补充性激素，以保持骨骼健康、预防阴道尿道的萎缩和炎症，保护心血管，好处不一而足。

这时也是糖尿病、高血压、高血脂各种代谢病发生的年纪了，这些疾病与遗传因素及不良的生活方式有关，咱们家是有遗传因素的，所以要特别注意保持良好的生活方式，当然如果发病了，就注意控制血糖、血压和血脂，保护我们远离心血管疾病，为当一个健康的老年人做好准备。

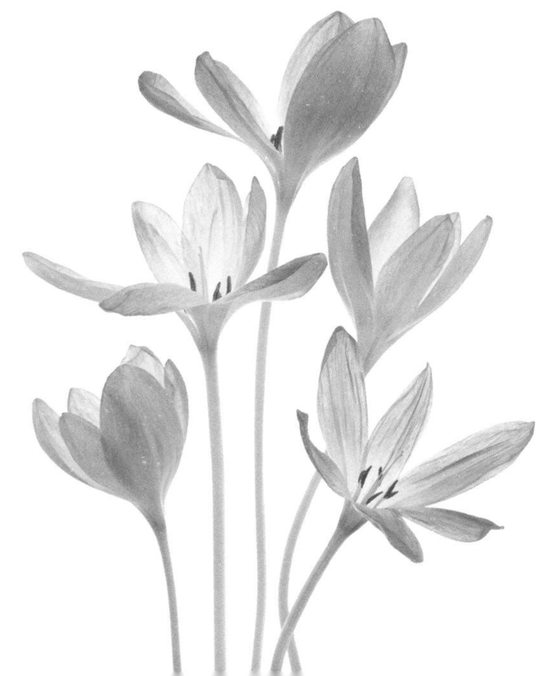

## 60 几岁时

### 及早地进行疾病干预，防患于未然

好好享受退休生活。享受生活的前提是身体健康，腰腿痛、冠心病、脑中风、白内障和各种癌症也是这时发病的，如果疾病到来，要正确面对，勇敢接受挑战，与病共舞。不过未来精准医学的普及，也许可以更早地进行干预，防患于未然，希望你们能够享受到科技的发展。

这以后的日子，你将会面临朋友亲人同事的离世，妈妈希望你有一个正确的死亡观，明白死亡是我们必然要经历的过程，生命有开始有结束，这是生命的定数，是自然界的规则。做好生前预嘱，如果有捐赠意愿的话，也要做好准备，做自己生命的主导和代言人。

说了这么多，生命真是短暂啊，仔细数数就是4到5个20年，所以要有一种“向死而生”的意识，我们的终极目标是健康快乐地活着，不要为无谓的琐事烦恼，做好人生规划，要过得充实、有意义！

58检